Generis
PUBLISHING

ORGANISATION ET GESTION DU TEMPS DANS LES STRUCTURES DE LA ZONE DE SANTE DE KIKWIT SUD

VILLE DE KIKWIT, PROVINCE DE KWILU, REPUBLIQUE DEMOCRATIQUE DU CONGO

MBALA KASONGO PAPY

Title: **ORGANISATION ET GESTION DU TEMPS DANS LES STRUCTURES DE LA ZONE DE SANTE DE KIKWIT SUD**

VILLE DE KIKWIT, PROVINCE DE KWILU, REPUBLIQUE DEMOCRATIQUE DU CONGO

ISBN: 979-8-89966-299-7

Author: MBALA KASONGO PAPY

Cover image: https://pixabay.com/

Publisher: Generis Publishing
Online orders: www.generis-publishing.com
Contact email: info@generis-publishing.com

TABLE DES MATEIRES

TABLE DES MATEIRES ---------- 5

LISTE DES ABRÉVIATIONS SIGLES SYMBOLES & ACRONYMES ---------- 8

DÉDICACE ---------- 9

LISTE DES TABLEAUX ---------- 11

LISTE DES FIGURES ---------- 12

RÉSUME ---------- 13

ABSTRACT ---------- 14

1. INTRODUCTION ---------- 15

0.1 CONTEXTE DE L'ETUDE ---------- 15

0.2 PROBLEMATIQUE DU TRAVAIL ---------- 16

0.3 QUESTION DE RECHERCHE ---------- 18

0.4. HYPOTHESES ---------- 18

0.5. BUT ET OBJECTIFS DE L'ETUDE ---------- 19

0.5.1 But du travail ---------- 19

0.5.2 OBJECTIF GENERAL ---------- 19

0.6 JUSTIFICATION ET PERTINENCE DE LA RECHERCHE ---------- 19

0.6.1 JUSTIFICATION DE L'ETUDE ---------- 19

0.6.2 LA PERTINENCE DE LA RECHERCHE ---------- 20

0.7 CANEVAS DE L'ETUDE ---------- 21

CHAPITRE I : CONSIDÉRATIONS THÉORIQUES ET CONCEPTUELLES ---------- 22

1.1. DEFINITION DES CONCEPTS DE BASE ---------- 23

I.1.1. Organisation ---------- 23

I.1.2 GESTION ---------- 23

I.1.3 TEMPS ---------- 24

I.1.4 GESTION DE TEMPS ---------- 24

I.1.5. MILIEU HOSPITALIER ---------- 25

I.2 CADRE THEORIQUE DE REFERENCE ---------- 25

I.2.1 ORGANISATION ---------- 25

I.2.1.1. LES ELEMENTS DE L'ORGANISATION ---------- 25

I.2.1.2. Formes d'organisation ou structure ---------- 26

I.2.1.3. Les Principes de l'organisation : ---------- 27

I.2.2. GESTION ---------- 28

I.2.2.1. GESTION PAR OBJECTIF ---------- 28

I.2.2.1 L'APPRENTISSAGE PAR EXPERIENCE ---------- 29

I.2.2.2. Division du Travail ---------- 30

I.2.2.3. Convergence de Travail ---------- 31

I.2.2.4. Substitution des ressources --- 31
I.2.2.5. Les fonctions déterminent la structure --- 32
I.2.2.6. DELEGATION --- 33
I.2.2.7. LA GESTION PAR EXCEPTION --- 34
I.2.2.8 Le plus court chemin jusqu'à la décision --- 34
I.2.2.9 Les principales fonctions de gestion --- 35
I.2.3. LE TEMPS --- 35
I.2.3.1. LES DEFINITIONS --- 35
I.2.3.2. LE TEMPS --- 35
I.2.4. GESTION DE TEMPS --- 36
I.2.4.1. GENERALITES SUR LA GESTION DE TEMPS --- 36
I.2.4.1.1. Lois et Principes du Temps --- 36
I.2.4.1.2. GENERATIONS DE LA GESTION DU TEMPS --- 37
I.2.4.1.2.1. PREMIERE GENERATION --- 38
I.2.4.1.2.2. Deuxième Génération --- 38
I.2.4.1.2.3. Troisième Génération --- 38
I.2.4.1.2.4. QUATRIEME GENERATION --- 39
I.2.4.1.3. Temps Collectif --- 39
I.2.4.1.3.1. Messagerie Electronique --- 39
I.2.4.1.3.2. Appels Téléphoniques --- 39
I.2.4.1.3.3. Réunions --- 40
I.2.4.1.3.4. Interruptions des Collègues --- 40
I.2.4.1.4. Approches de la gestion du temps --- 41
I.2.4.1.5. LE TEMPS DE TRAVAIL EN CONTEXTE CONGOLAIS --- 42
I.2.4.1.6. Outils de la gestion du temps --- 43
I. 3. ETUDES ANTERIEURES --- 43
CHAPITRE II. METHODOLOGIE DU TRAVAIL --- 46
II.1 DEVIS DE LA RECHERCHE --- 47
II.2. DESCRIPTION DU MILIEU D'ETUDE --- 47
II.2.1. Aperçu historique --- 47
II.2.2 Situation géographique --- 50
II.2.3 Données démographiques --- 50
II.2.4 Situation épidémiologique --- 50
II.2.5. Situation socio-économique --- 51
II.2.6 Structures organiques et fonctionnelles de la Zone de Santé de Kikwit sud --52
II.2.6.2. STRUCTURE FONCTIONNELLE --- 55
II.3 POPULATION ET ÉCHANTILLON --- 57
II.3.1 Population de l'étude --- 57
II.3.2 Echantillon de l'étude --- 57

II.4 MÉTHODES, TECHNIQUES ET INSTRUMENTS DE COLLECTE---------------------------59
III.4.1 Méthode ---59
III.4.2 Techniques --59
III.4.3 Instruments de collecte---60
II.5 PROCÉDURES DE COLLECTE DES DONNÉES---60
II.5.1 Démarches pour la collecte des données --60
II.5.2 Déroulement de l'enquête ---61
II.6 ANALYSE DES DONNÉES--61
II.7 CONSIDÉRATIONS D'ORDRE ÉTHIQUE---61
---62
CHAPITRE III : PRESENTATION DES RESULTATS ---------------------------63
III.1 VARIABLES SOCIO-DEMOGRAPHIQUES DES REPONDANTS---------------------------64
III.2 VARIABLES ETUDIEES DANS LE CADRE DE CE MEMOIRE ---------------------------67
III.2.1 TEST DE CHI-DEUX DE PEARSON---73
CHAPITRE IV : DISCUSSIONS DES RÉSULTATS -------------------------------74
IV.1 RESULTATS DU PROFIL DES REPONDANTS--------------------------------75
IV.2 RESULTATS VARIABLES ETUDIEES ---------------------------------------75
IV.2.1 L'ORGANISATION DE LA GESTION DU TEMPS -----------------------75
IV.2.2 LES RESULTATS SUR LA GESTION DU TEMPS --------------------------76
CONCLUSION --79
SUGGESTIONS --81
RÉFÉRENCES BIBLIOGRAPHIQUES --83

LISTE DES ABRÉVIATIONS SIGLES SYMBOLES & ACRONYMES

AG	: Administrateur Gestionnaire
BCZS	: Bureau Central de la Zone de santé
CA	: Conseil d'administration
CODESA	: Comité de Santé
CODI	: Comité Directeur
COGE	: Comité de Gestion
CPN	: Consultation Prénatale
CS	: Centre de Santé
CSR	: Centre de Santé de Référence
DPS	: Division Provinciale de la Santé
ECODOC	: Ecole Doctorale
ECZ	: Equipe Cadre de la Zone de Santé
HGR	: Hôpital Général de Référence
ISTM	: Institut Supérieur des Techniques Médicales
IT	: Infirmier Titulaire
ITM	: Institut des Techniques Médicales
KIN	: Kinshasa
KKT	: Kikwit
MCZ	: Médecin Chef de Zone
OMS	: Organisation Mondiale de la Santé
PNLP	: Programme National de Lutte contre le Paludisme ;
PS	: Poste de Santé ;
RDC	: République Démocratique du Congo
SSP	: Soins de Santé Primaire
VIH	: le Virus de l'Immunodéficience Humaine ;
ZS	: Zone de Santé

DÉDICACE

A nos chers parents Jean-Marc MBALA et Mado TUMBA pour les sacrifices consentis car vous avez toujours été présent pour nous accompagner.

A ma chère épouse Docteur Arlette KIKALULU pour l'affection, l'amour partagé et assistance.

A mes chers enfants Prélude MBALA, Presnelle MBALA, Primaelle MBALA et Priya MBALA courage et persévérance. Tous, nous dédions ce travail, fruit de nos peines et sacrifices endurés au sein de l'école doctorale de l'ISTM Kinshasa.

MBALA KASONGO Papy

REMERCIEMENTS

Ce présent travail est le fruit des sacrifices et efforts que nous avons endurés tout au long de notre parcours à l'école doctorale de l'ISTM Kinshasa avec l'aide de certaines personnes que nous présentons nos gratitudes.

Nos sincères remerciements vont également aux membres de la coordination doctorale de l'ISTM/KIN aussi qu'au corps professoral pour leurs encadrements durant notre période d'étude.

Nos sincères remerciements vont à nos chers maitres : Professeur BASILA ILENGI MBULA Jean pierre, promoteur et Professeur KWETE MINGA Bellarmin, Co promoteur de ce mémoire pour avoir pris le temps de le corriger et encadrer ce travail malgré leurs multiples sollicitations et occupations. Leurs remarques et rigueurs scientifique nous ont été indispensable à notre travail.

Sans doute nos remerciements vont en outre à ceux qui nous sont chers : Doctorant LOMPEMBE Georges, Alex FAFY MAKINISI, Blanchard MUDEMU, Jonathan KUZANGAMANA et Juré GUKIENDJI.

Ainsi, nous saluons aussi la participation tant morale que matérielle de mes frères et sœurs : Paleki MBALA, Rachydy MBALA, Romain MUNDEKE, Samy MUNDEKE et les autres car la liste est non exhaustive.

Nous serons ingrats, si nous passons ce point sans penser à nos collègues et compagnons de lutte nous citons : TOUSSAINT MITUNGU, CYPRIEN NDEBA, ANNETTE ISAKI, MASUTA MARIO, KAPITA, DINSODI ROBERT, MVULA OLIVIER MARC et tout le reste de la promotion dont l'anonymat n'enlève à rien notre reconnaissance.

À tous et à chacun nous disons merci !

MBALA KASONGO Papy

LISTE DES TABLEAUX

Tableau 1 : Lois et Principes du temps ainsi que divers conseils mentionnés dans la littérature ... 36
Tableau 2 : Aperçu des Principaux Voleurs de Temps ... 40
Tableau 3 : Cinq étapes de la méthode NEREC ... 41
Tableau 4 : Répartition des répondants en strates ... 58
Tableau 5 : Répartition des enquêtés selon les tranches d'âge ... 64
Tableau 6 : Répartition des répondants selon leurs profil professionnels ... 67
Tableau 7 : Opinions des répondants sur l'organisation du temps ... 68
Tableau 8 : Opinions des répondants sur le temps d'arriver au service ... 68
Tableau 9 : Relatif aux Opinions des enquêtés sur temps suffisant au service ... 69
Tableau 10 : Relatif aux opinions des enquêtés sur la durée de réunion ... 71
Tableau 11 : Relatif aux opinions des répondants à l'utilisation de téléphone ... 71
Tableau 12 : Relatif aux Opinions des enquêtés sur le suivi journalier du travail par les gestionnaires ... 72
Tableau 13 : Relatif aux outils mise en place pour la gestion du temps ... 72

LISTE DES FIGURES

Figure 1 : L'organigramme de la Zone de Santé Kikwit sud 56
Figure 2 : Répartition des enquêtés selon le Sexe 65
Figure 3 : Répartition des enquêtés selon l'état matrimonial 65
Figure 4 : Répartition des enquêtés selon le niveau d'instruction 66
Figure 5 : Relative aux opinions des répondants sur le Temps disposer pour les tâches du service 69
Figure 6 : Relative aux opinions des enquêtés sur la qualité de service 70
Figure 7 : Relative aux opinions des enquêtés sur le temps comme ressource à gérer 70

RÉSUME

La gestion rationnelle de temps en République démocratique du Congo en général et en particulier dans nos milieux hospitaliers demeure un défi majeur à relever. Pour faire face à ce problème, nous nous sommes fixé d'organiser et gérer rationnellement le temps dans la Zone de Santé de Kikwit sud.

Il s'agit d'une étude quantitative descriptive appuyée par la technique de questionnaire sur l'organisation et la gestion de temps auprès des agents de la Zone de Santé de Kikwit sud.

L'échantillonnage utilisé est probabiliste (aléatoire) où nous étions guidés par le principe de pas de sondage dont la préoccupation essentielle était celle de la représentativité dont l'échantillon est de 113 répondants mais 112 répondants ont accepté de répondre favorablement à notre étude.

Les résultats de notre étude prouve réellement qu'il se pose un sérieux problème de l'organisation et gestion de temps dans la zone de santé Kikwit sud ,car 79,5% de répondant arrivent en retard au lieu de service, plusieurs d'entre eux ne réalisent pas complémentent les taches qui leur sont confiées, l'ignorance sur le temps comme une ressource, 100% des répondants utilisent le téléphone pendant les heures de service, or cela est un instrument de travail et aussi un facteur rongeur de temps, et 92% des enquêtés ne suivent pas leurs taches journalières.

Au vu de nos résultats ci haut, nous avons proposé quelques solutions comme la mise en place d'une commission de suivi de l'heure d'arrivée, disponibiliser à chacun un plan de travail, former les agents sur l'utilisation de temps, l'utilisation optimale de téléphone pendant le service.

Mots clés : organisation, gestion, temps, Structure, Kikwit

ABSTRACT

The rational management of time in the Democratic Republic of Congo in general and in particular in our hospital settings remains a major challenge to be met. To deal with this problem, we have set ourselves the goal of rationally organizing and managing time in the Kikwit South Health Zone.

This is a descriptive quantitative study supported by the questionnaire technique on the organization and management of time among the agents of the Kikwit South Health Zone.

The sampling used is probabilistic (random), stratified, of a systematic type where we were guided by the principle of no sampling, whose main concern was that of representativeness, with a sample of 113 respondents, of whom only 112 agreed to respond favourably to our study.

The results of our study really prove that there is a serious problem of organization and time management in the southern Kikwit health zone because 79.5% of respondents arrive late at the place of service, several of them do not completely carry out the tasks entrusted to them, ignorance about time as a resource, 100% of respondents use the telephone during working hours, but this is a work tool and also a time-consuming factor and 92% of the respondents do not follow their daily tasks.

In view of our results above, we have proposed some solutions such as the implementation of a committee to monitor the time of arrival, providing everyone with a work plan, training agents on the use of time, the optimal use of the telephone during the service.

Keywords: organization, management, time, structure, Kikwit

1. INTRODUCTION

0.1 Contexte de l'étude

Dans le secteur de santé, une bonne gestion du temps est l'une des préoccupations les plus importantes dans les administrations hospitalières et un impératif à capitaliser chez les managers. Le temps demeure une ressource reconnue universellement de son état statique, car partout dans le monde il y a que 24 heures par jour alors que les entreprises ont des nombreuses tâches à exécuter. L'atteinte des objectifs dans les organisations dépend de la manière dont cette ressource est gérée (Osawe, 2017). Ananti, M. O. & Dike, E. (2019) soutiennent que, le temps est un facteur clé de la production intangible qui doit être utilisé correctement en vue d'atteindre les objectifs clairement définis par les organisations voire dans les ménages ou foyers.

Dans la recherche de l'efficacité et l'efficience du personnel de santé, l'exécution des tâches et activités doivent être coordonnées de manière logique selon les priorités et l'urgence permettant ainsi aux exécutants d'accomplir le travail de qualité au temps convenu. C'est dans cette logique que l'organisation, la planification, la programmation et l'exécution sont des variables qui affectent la gestion du temps dans les entreprises afin de définir le meilleur moment à effectuer telle ou telle autre activité.

C'est pourquoi, (Udoh et al., 2023) présentent la gestion du temps comme une ressource de coordination des tâches et des activités en vue de maximiser l'efficacité des efforts du personnel dans les organisations. Elle a comme objectif de permettre au personnel de manière générale et les professionnels de santé de façon spécifique d'accomplir très bien leurs travaux à un moment précis. L'efficience et l'efficacité de toute organisation tant publique que privée dépendent dans la majorité de cas de l'utilisation efficace de l'atout le plus précieux qui est le temps (Osawe, 2017). La haute performance des entreprises réside dans la concurrence qui oblige les managers à utiliser efficacement la ressource temporelle avec rigueur (Fatile, J. O. & Boniface, O. H., 2017).

Khanam, N. et al **(Khanam, N., Sahu, T., Rao, E., Kar, S., & Quazi, S. Z., 2017)** montrent que, celui qui utilise avec efficacité son temps se développe rapidement que ceux qui ne l'utilisent pas avec prudence et se retrouve qu'aux mauvais résultats. Cette gestion extrêmement spéciale impose les gestionnaires à se conformer à ses 24 heures de la journée car, elle ne peut être ni louée, ni empruntée, ni achetée mais elle reste vitale et nécessaire à l'accomplissement des tâches et ou activités de toute organisation, la seule condition est la bonne planification et une gestion rigoureuse pour l'exécution de ces tâches/activités (Udoh et al., 2023).

C'est ainsi que la Division provinciale de Kwilu fait face à un problème de gestion du temps qui risque d'apporter un déséquilibre dans la vie professionnelle et personnelle du personnel de santé par des horaires non flexibles et des planifications irrationnelles pour l'exécution des lourdes tâches à l'improviste.

0.2 Problématique du travail

La question sur l'utilisation du temps dans les organisations n'est pas un fait nouveau. Cela a été examiné dans la théorie de gestion scientifique du travail par Fredrick Winslow Taylor depuis 1947 pratiquement 77 ans passés. Outre F. W. Taylor, il y a également Maduabum et Gayya (2004) qui soutiennent que le savoir scientifique était utilisé en science de gestion pour déterminer les capacités physiques des employés, sur les mouvements en termes de temps et voir leurs perceptions sur les mouvements de paiement.

Frederick Taylor dans son étude de gestion scientifique, divise les tâches en différentes composantes en attribuant un temps spécifique pour chacune d'elle Taylor, F. W. (1947). Il est arrivé au temps total nécessaire pour terminer une tâche en totalisant les temps unitaires et en ajoutant les allocations pour un bref repos et les retards inévitables. Taylor a étudié à la fois les mouvements eux-mêmes et les outils utilisés, dans le but d'apprendre comment des mouvements plus courts pourraient être utilisés pour accomplir la tâche. Ceux-ci devaient être réduits à des lois et des règles que les travailleurs devraient suivre. L'étude du temps et des mouvements qu'il a menée visait à économiser l'énergie des travailleurs pour accomplir la tâche. Taylor a conclu dans son étude qu'avec une gestion du temps appropriée, la tâche assignée aux travailleurs peut être accomplie conformément aux objectifs/missions de l'organisation.

La vie des hommes ici sur terre est règlementée en fonction du temps que doit prendre chaque mouvement, tâche ou activité professionnelle ou personnelle. Les administrations publiques que privées sont confrontées également à cette gestion inévitable pour l'atteinte d'objectifs leur assignés.

Mieux gérer son temps est désormais un impératif. Equilibrer judicieusement son quotidien entre le travail proprement dit et les loisirs est aujourd'hui la priorité de tout un chacun pour s'assurer une vie plus saine et mieux accomplie.

S'il est tentant et délicieux d'oublier un peu le concept de temps pendant les vacances ; il en est bien autrement dans la vie professionnelle ou tous les protagonistes courent après des délais de plus en plus serrés.

Le manque de temps ne correspond pas seulement au volume du travail à réaliser, lequel augmente de plus en plus, mais aussi et surtout à la manière dont les responsables organisent et gèrent leurs journées de travail et éventuellement leur temps. « La majorité des cadres n'a jamais appris comment planifier et gérer leurs activités professionnelles au quotidien, ni comment organiser leur travail » (Gluson 2009).

Les journées de travail sont cadencées par des rythmes de plus en plus pressants, nous pourrions même dire stressants. Derrière ces rythmes se cachent : la course effrénée vers l'excellence, la qualité totale, l'accroissement des parts de marché et le progrès scientifique et technologique (Guilloux et Nérot 1991).

Les avantages d'une maitrise de la gestion temporelle apportent l'efficacité et l'efficience dans la production des services ou des biens selon la nature de l'entreprise et oriente les gestionnaires à structurer les tâches à exécuter, les planifier et apporte plus l'Energie et le temps de repos pour le maintien d'équilibre dans la vie professionnelle et personnelle du personnel.

C'est ainsi que la question liée à la gestion du temps semble être négligée dans les administrations congolaises de manière générale et dans les milieux hospitaliers, plus précisément dans la zone de santé de Kikwit sud province de Kwilu alors que la gestion des temps, demeure depuis la nuit du temps un éléments clé dans la réalisation des activités opérationnelles voire stratégiques des structures de santé.

C'est ainsi que la planification inefficace des activités en temps réel, les horaires non flexibles, les arrivées en retard dans le service etc. nous ont poussé à s'intéresser de mener cette étude.

0.3 Question de recherche

Eu égard à tout ce qui précède en rapport avec la gestion du temps dans la zone de santé de Kikwit sud, il convient de relever pour l'essentiel que la présente recherche s'applique à répondre aux questions ci-après :

- Quels sont les facteurs qui influencent négativement la gestion efficace du temps dans la zone de santé de Kikwit Sud ?
- Quels sont les moyens à mettre en place pour arriver à sa gestion rationnelle de temps ?

0.4. Hypothèses

L'hypothèse étant une supposition ou une prédiction fondée sur la logique de la problématique et des objectifs de recherche définis. Paul N'DA (2015) soutient que l'hypothèse est une relation qu'il faut vérifier en la soumettant ou la comparant aux faits étudiés.

Les facteurs seraient : l'arrivée tardive au lieu de service, l'ignorance sur la notion de temps, manque de suivi des agents par la hiérarchie et le mauvais usage des téléphones cellulaires dans le chef de certain agent pendant les heures de services, etc.

La mise en place d'une commission de suivi des agents sur l'arrivée-depart et le remplissage des taches journalières, organisation d'une formation sur la gestion de temps et la réglementation en la matière d'usage de téléphone seraient les moyens à mettre en place pour arriver à la gestion rationnelle du temps.

0.5. But et Objectifs de l'étude

0.5.1 But du travail

Le but de cette étude vient du fait que la majorité des études menées dans le domaine de gestion ne portent pas l'attention sur l'organisation et la gestion du temps dans les organisations de santé, particulièrement dans la province de Kwilu où le problème de gestion du temps dans les milieux hospitaliers reste une situation indésirable. C'est dans cette optique que, nous nous sommes déterminé à mener cette étude en vue de combler ce vide scientifique.

0.5.2 Objectif général

L'objectif général de cette étude consiste à analyser l'organisation et gestion rationnelle de temps dans la Zone de Santé de Kikwit sud.

0.5.3 Objectifs spécifiques :

Pour atteindre notre objectif général, les objectifs spécifiques ci-dessous ont été fixés :

- Décrire l'organisation et gestion du temps ;
- Déterminer les variables clé sur la gestion du temps ;
- Identifier les facteurs de blocage sur la gestion du temps ;
- Descente sur terrain ;
- Présenter, analyser et interpréter les données du terrain ;
- Présenter les pistes de solutions de suggestions

0.6 Justification et pertinence de la recherche

0.6.1 Justification de l'étude

Ce sujet trouve des moyens de justification dans l'apport de gestion de temps dans les organisations dans le secteur de la santé et son impact sur la qualité de soins offerts par la population. Une bonne planification de la gestion temps est un outil clé pour la satisfaction des malades et constitue un atout majeur sur la prise en charge et un mode de soulagement dans une formation sanitaire.

Sur le plan organisationnel, le temps est un indicateur de mesure de la performance du personnel réellement au service et une variable quantitative des différents paramètres pour la bonne marche de l'organisation de santé. Par exemple lors de passation de commande dans des entreprises extérieures ou chez les fournisseurs, le temps nous permet de bien planifier les activités de manière rationnelle et réfléchie pour bien assurer le bon fonctionnement des organisations.

En outre, le personnel de la santé ne comprend absolument pas que la gestion du temps est également un indicateur de vie de l'organisation face à la concurrence qui est caractérisée aujourd'hui dans le secteur de la santé. C'est dans cette optique que, les managers doivent à tout prix connaitre l'importance qu'accorde la gestion du temps pour le bon maintien des horaires de services, une stratégie de limiter les retards mais aussi, les absences spontanées par les membres du personnel de santé. Une bonne maitrise des différents principes et outils de la gestion du temps s'avère nécessaire auprès des managers des organisations afin de gérer les organisations de santé comme toutes les autres entreprises.

0.6.2 La pertinence de la recherche

Après avoir justifié l'importance de notre recherche, comme les normes scientifiques nous recommandent, nous avons l'obligation de présenter à la communauté scientifique la pertinence de cette dernière.

Il sied de signaler que notre étude a été menée dans la zone de santé Urbaine de Kikwit sud situé dans la province Kwilu. En effet, la pertinence de cette étude se résume en quatre principaux axes, à savoir :

- ✓Sur le plan professionnel, les résultats attendus dans ce travail permettront aux managers de la zone de santé de Kikwit sud d'acquérir des compétences nécessaires pour mieux gérer le temps des personnels tout en assurant les activités de planification de manière efficace.
- ✓Sur le plan communautaire, l'application à bon escient de la gestion de temps dans l'organisation est une source de motivation des malades et leurs proches. C'est-à-dire que la mise en place d'un horaire adapté par une organisation fonctionnant 24/24 est un mécanisme de répondre aux besoins de la population en termes de soins de santé ou de la prise en charge efficace.

✓Sur le plan scientifique, cette recherche nous permet d'accomplir d'une part les obligations académiques qui mettent fin à notre parcours de maitrise en Gestion des organisations de santé avec comme parcours management des services de santé et d'autres part, elle permettra aux futurs chercheurs qui souhaiteront consulter notre travail pour des études ultérieures.

✓Sur le plan personnel, la réalisation de cette recherche trouve ses effets sur deux aspects fondamentaux : le tout premier est celui de faire partie des chercheurs qui ont mené les investigations dans le domaine de gestion du temps dans le secteur santé et d'une part et le second porte sur l'intérêt de de terminer notre cycle de maitrise de recherche en vue de l'obtention du diplôme.

0.7 Canevas de l'étude

Hormis l'introduction et la conclusion, la présente étude se subdivise en quatre (4) chapitres à savoir :

- Le premier chapitre présente les considérations théoriques et conceptuelles ;
- Le deuxième chapitre se focalise sur la méthodologie du travail ;
- Le troisième chapitre est consacré à la présentation et l'interprétation des résultats de la recherche ;
- Le quatrième et dernier chapitre expose la discussion de la recherche.

Après avoir présenté les éléments introductifs et le canevas de cette étude, le chapitre suivant présente les considérations théoriques et conceptuelles en rapport avec notre thème de recherche.

CHAPITRE I :
CONSIDÉRATIONS THÉORIQUES ET CONCEPTUELLES

Ce chapitre nous amène à expliquer les concepts clés utilisés dans ce travail. Nous avons passé en revue les différentes définitions de l'organisation et la gestion de temps. Nous avons survolé également une littéraire y afférente pour la meilleure compréhension du sujet.

1.1. Définition des concepts de base

I.1.1. Organisation

Le mot « organisation » se définit différemment selon le contexte. D'une façon générale, l'organisation s'applique à réunir et à mettre en place les moyens de tous ordres (financiers, matériels, humaines, etc....) qui sont nécessaires et suffisants pour la réalisation d'objectifs préalablement fixés.

L'organisation en tant que concept peut renvoyer à la fois à plusieurs acceptions spécifiques : discipline, structure, processus etc.

Pour P. DEVINAT, organiser c'est structurer, c'est-à-dire étudier et régler le rapport entre l'homme qui travaille, l'outil dont il se sert et les divers rouages ou échantillons humains de la production afin de mener celle-ci à la forme la plus parfaite, c'est-à-dire fournir un produit de meilleure qualité au moindre prix avec le minimum d'effort dans le moindre temps.

Une organisation se définit pour nous comme un arrangement, une combinaison des facteurs à la fois de l'homme affectif et de son monde de travail (entreprise, bureau, lieu de travail, ensembles des travailleurs).

I.1.2 Gestion

Selon Rosemary MC Mahon et al (1993) la gestion remonte aux origines de la civilisation et de la vie en communauté ; ce n'est pas une invention du 20ème siècle. Dès lors que les hommes ont travaillé en groupe, pour cultiver la terre, acheter ou vendre, faire la guerre ou construire des temples, ils ont eu recourt à la gestion. Si ancienne et universelle soit-elle, la gestion n'a pas de définition établie ; il existe de nombreuses définitions possibles et le lecteur choisira celle qui lui convient. La plus courte est peut-être celle-ci : « la gestion, c'est obtenir les résultats. Le principe sous-jacent à cette définition est « l'engagement pris de réaliser quelques chose », c'est-à-dire l'engagement d'agir dans un but précis, et non dans le seul but d'agir.

Pour souligner la notion de but précis contenu dans cette définition, on pourra aussi le libeller comme suit : « la gestion, c'est dire ce qu'elle veut voir accomplir et obtenir ce que soit fait ». En d'autres termes, la gestion s'assure d'abord que les objectifs sont définis, puis qu'ils sont réalisés.

I.1.3 Temps

Selon le dictionnaire et recueil de correspondance (2010), le temps est une durée qui peut être mesurée ; c'est une époque déterminée ; c'est aussi l'état de l'atmosphère. Une notion fondamentale conçue comme un milieu infini dans lequel se succèdent les événements et souvent ressenti comme une force agissant sur le monde et les êtres ».

D'après Einstein (1915), le temps n'a pas d'existence indépendante en dehors de l'ordre des événements par lequel nous le mesurons.

Selon Schaeffer (1984), Le temps est un bien « gratuit » dont chacun dispose en quantité égale. Mais le temps est aussi une des choses les plus précieuses que nous puissions posséder. Il est irremplaçable, il est irrémédiablement perdu si on l'utilise mal ou pas du tout.

Selon nous, le temps est une ressource non renouvelable. On ne peut que l'utiliser ou le gaspiller.

De manière opérationnelle :

Il s'agit de la localisation temporelle ou situations des événements par rapport à une échelle conventionnelle.

Le temps est une ressource quantitative à optimiser, à rationaliser, à contrôler ; dans l'action, il se concentre sur la tâche en respectant des modalités précises.

Le temps est le moment passé ou volume de délai entre le début et la fin de réalisation d'une tâche, d'un travail quelconque.

I.1.4 Gestion de temps

La gestion du temps est en réalité trompeuse et contradictoire, dans la mesure où le temps comme nous l'avons vu s'écoule, indépendamment de la manière par laquelle nous le planifions. Le temps lui-même ne peut donc à proprement parler être géré. Ce que nous pouvons par contre gérer, c'est nous-mêmes et notre rapport au temps. La gestion du temps est donc, en fait, une partie spécifique de l'autogestion.

Dictionnaire Universel Edition spéciale RD Congo (2010) : la gestion du temps est l'action d'administrer, d'assurer la rentabilité et le gain. C'est aussi l'ensemble des dispositions visant à protéger et à améliorer les habitudes et la manière de travailler naturellement en vue d'atteindre les objectifs.

Seiwert (1991) soutient que, « La gestion du temps est l'application conséquente, en vue d'un objectif déterminé, de techniques de travail ayant fait leurs preuves dans la vie courante et qui visent à orienter et à organiser son existence de sorte que le temps disponible soit utilisé de façon rationnelle et optimale. Il s'agit avant tout de modifier sa manière de travailler désordonnée et soumise à des facteurs extérieurs, et de l'orienter vers un objectif et des tâches planifiées et exécutées de façon systématique.

Comtois (2006) « Gérer son temps est une compétence. Or, une compétence c'est une série d'habiletés, de savoir-faire, que l'on peut acquérir et développer. On peut donc apprendre à gérer son temps.

De façon opérationnelle, La gestion du temps est l'application systématique et délibérée de méthodes de travail éprouvée dans la pratique quotidienne, afin de s'organiser soi-même et d'organiser ses propres espaces de vie de telle manière que le temps disponible soit employé à bon escient et de manière optimale

I.1.5. Milieu hospitalier

Selon le dictionnaire français consulté le 1 Janvier 2025, le milieu hospitalier est un établissement de santé qui apporte des soins aux patients où on leur fait passer des examens médicaux.

I.2 Cadre théorique de référence

Le thème de notre mémoire de maitrise table sur le domaine d'organisation et gestion du temps dans le milieu hospitalier. C'est ainsi, notre théorie se basera sur l'organisation, la gestion, la gestion de temps orientés vers le milieu hospitalier public.

I.2.1 Organisation

I.2.1.1. Les éléments de l'organisation

Parmi les éléments essentiels de l'organisation cités par Cenacof, il ya :

✓Le travail : c'est une activité principale de l'organisation, c'est-à-dire un ensemble de tâches à accomplir pour atteindre un résultat ou un objectif ;

✓Les personnes (ressources humaines) : élément animé et pesant de l'organisation.

✓Le lieu : ne se rapporte pas seulement au travail, mais aussi à tous les facteurs physiques nécessaires à la performance du travail.

Organiser de manière rationnelle, c'est donc ordonner et rattacher les divisions de travail pour atteindre le plus efficacement possible les objectifs.

I.2.1.2. Formes d'organisation ou structure

Une structure est l'ensemble de fonctions et de relations déterminant formellement les missions que chaque unité de l'organisation doit accomplir et les modes de collaboration entre ces unités.

Partant de cette définition, il se dégage plusieurs formes ou types d'organisation notamment :

1°) **L'organisation par fonction** : elle a été préconisée par F.W. Taylor et est concrétisée par le regroupement des taches selon les critères de spécialisation. Cette organisation est un facteur de spécialisation industrielle et est avantageuse du fait qu'elle rend les personnes spécialistes.

Chaque spécialiste trouve la possibilité d'améliorer la qualité de son travail et d'y approfondir ses connaissances par le contact avec ses collègues.

2°) **Organisation par opération** : elle a comme vocation de servir soit un projet, soit un produit, soit un groupe de clientèle et de ce fait, on essaie de remédier aux inconvénients de l'organisation par fonction. C'est le regroupement de quelques spécialistes de différents domaines pour résoudre le même problème.

3°) La structure matricielle : c'est la combinaison de deux premières. Elle est la mise en valeur des relations latérales (de coopération) entre les différents services préconisés par J. GALBRAITH.

L'exemple le plus typique est celui des médecins dans un hôpital ou chacun fait partie d'un département particulier selon sa spécialisation, mais lors d'un cas nouveau ou difficile à traiter, tous se réunissent en staff en vue de trouver une solution.

- ✓Avantage : flexibilité, mise en commun des efforts et connaissances,
- ✓Inconvénients : difficulté de coordination, de compétition.

Le chef de projet doit posséder des connaissances élargies. Notons qu'il n'y a un modèle idéal, la structure de chaque entreprise est fonction :

- ✓Du type de direction adoptée (décentralisée ou centralisée) ;
- ✓De la taille de l'entreprise ainsi que de son secteur d'activité ;
- ✓De la complexité ;
- ✓Du choix stratégique.

I.2.1.3. Les Principes de l'organisation :

Pour Rose MARY M. & All (1993), il y a sept principes d'organisation bien connus :

Le principe des objectifs :

Les objectifs de l'organisation et de chaque unité subordonnée doivent être clairement établis (quantifiés) et compris.

Le principe de délimitation :

Chaque activité doit être clairement délimitée pour que chacun sache ses tâches

Le principe de responsabilité :

Partant de la division du travail, chaque individu doit se sentir responsable des actes posés et la responsabilité de chacun se justifie par obligation de garder le service de façon objective en connaissant les règles administratives et comprenant l'organisation telle qu'elle apparait.

Le principe de direction :

Chaque activité doit être dirigée par une personne et tous ceux qui sont concernés doivent connaître cette personne.

Le principe d'autorité :

La personne chargée d'une activité doit avoir une autorité (pouvoir, capacité d'entreprendre, de décider, …) égale à sa responsabilité (capacité de répondre de…) elle doit s'assurer si les instructions de travail sont respectées.

Cela renvoie au principe hiérarchique et de subordination ou d'unité de commandement qui veut qu'un agent reçoive ses ordres que d'un seul chef et d'une unité de direction qui énonce d'un ensemble d'opérations visant le même but qui doivent être dirigées par un seul et même chef.

Le principe de domaine :

C'est un principe qui consiste à repartir clairement les taches entre différents niveaux, départements ou agents, selon leurs compétences et leurs fonctions.

Le principe d'équilibre :

La personne chargée de plusieurs activités doit veiller à ce qu'elles s'équilibrent. Et si l'agent n'est pas en mesure d'assurer pleinement et de façon harmonieuse, il faut que celles-ci soient allégées. A cet effet, il faut une répartition des tâches équilibrées et à la hauteur de la compétence des attributions de chacun, avec possibilité de supervision du travail. Il ressort de tous ces principes que l'organisation repose sur quatre concepts :

- ✓La division du travail ;
- ✓Le découpage ;
- ✓L'étendue du pouvoir hiérarchique et
- ✓L'unité de commandement.

I.2.2. Gestion

I.2.2.1. Gestion par objectif

Selon Rose MARY (1993), décider et dire ce qui doit être accompli, revient à fixer un objectif (un but, une fin, une cible). Il existe de nombreux types d'objectifs. Certains de ces objectifs concernent des aspects futurs de la santé d'un groupe de population, certains ont trait à des services qui seront fournis à la population, d'autres intéressent la couverture d'un groupe cible et d'autres encore portent sur des tâches qui seront accomplis pendant une période donnée.

Toutefois, ils devraient tous indiquer :

1. Ce qui doit être fait ;
2. Le volume de travail à effectuer ;
3. Où le travail doit être fait ;
4. Quand il doit être achevé ;

Sur quel critère on se basera pour dire si, et dans quelle mesure, l'objectif a été atteint.

Pourquoi fixer de tels objectifs ?

Un spécialiste de l'Education a un jour répondu à cette question par une boutade qui contient une bonne part de vérité : « si vous ne savez pas exactement où vous allez, vous risquez de vous retrouver ailleurs. »

Certes, le seul fait de dire où vous avez l'intention d'aller ne vous y conduit pas ; pas plus qu'il vous suffit de dire que vous avez l'intention d'arriver à un certain résultat pour y parvenir.

Mais cela aide de plusieurs façons. Cela aide à décider des méthodes qui vous serviront à obtenir ces résultats. Cela aide ceux qui devront arriver à ce résultat à organiser, répartir et coordonner les efforts.

Cela aide à déterminer quand le résultat recherché est atteint ; ou a été atteint. Autrement dit, une action efficace suppose que les objectifs ont été clairement énoncés. L'efficacité est la mesure dans laquelle un objectif est, ou a été, atteint ; c'est un aspect que la gestion tente d'améliorer. Le principe de gestion sur lequel repose la comparaison entre les objectifs et leur réalisation pour juger de l'efficacité est ce qu'on parle « l'apprentissage par l'expérience. » il découle du premier principe de gestion, à savoir : la gestion par objectif, qu'il justifie et dont il confirme le bien-fondé.

I.2.2.1 L'apprentissage par expérience

Comment s'applique ce principe ?

Quand les résultats (les réalisations) ne correspondent pas aux objectifs, la gestion analyse pourquoi seulement les résultats observés ont été atteints, et pourquoi ils ne correspondent pas aux objectifs fixés. Il est facile de remédier à certaines causes, et des mesures sont prises en conséquence. D'autres causes ne peuvent être éliminées immédiatement et elles constituent alors des obstacles. La gestion tire les leçons de ce processus et elle appuie les décisions qu'elle prend ultérieurement pour atteindre ses objectifs sur ce qu'elle a appris. Ce processus est parfois appelé « retro action ».

Si les objectifs doivent être clairement énoncés, c'est aussi pour permettre à la gestion et aux agents de santé de décider comment les atteindre. En d'autres termes, le fait d'énoncer l'objectif ou la fin, aide à choisir les moyens de le réaliser. Parfois cependant, on distingue mal la fin des moyens.

La définition suivante de la gestion englobe à la fois la fin et les moyens : « la gestion, c'est obtenir des résultats en faisant appel à des personnes. »

Cela ne signifie pas qu'une personne (gestionnaire) donne des ordres et d'autres les exécutent, même si c'est souvent le cas. Cela veut dire au contraire que ces personnes sont le moyen le plus important, ou la ressource la plus importante pour l'accomplissement des tâches.

Être efficace, c'est parvenir à une fin en n'utilisant que les moyens nécessaires ou en gaspillant le moins des moyens possibles. C'est le rapport entre les résultats obtenus et les efforts déployés (par l'équipe de santé, par exemple.).

Ce concept a de nombreuses incidences sur l'utilisation des ressources, comme nous le verrons ultérieurement ; l'accent est mis ici sur les personnes ou ressources humaines et sur la façon dont elles travaillent. Presque tout travail fait appel à plus d'une personne. Dès lors, deux personnes ou plus participent à un travail ou à une activité, la gestion doit appliquer deux principes complémentaires : la division du travail et la convergence du travail.

I.2.2.2. Division du Travail

Le travail est divisé ou reparti entre les membres d'un groupe, et quand le travail est dirigé et coordonné, le groupe devient une équipe. Dans une équipe, et de façon générale lorsqu'il y a spécialisation et division du travail, chaque catégorie de personnel appliquant ses compétences particulières en vue de la réalisation des objectifs, la gestion consiste à confier à chaque type de personnel une part équilibrée du travail à faire.

L'efficacité suppose que tous les moyens nécessaires (mais pas plus que nécessaire) soient utilisés pour atteindre les objectifs et que, s'il y a le choix entre des moyens d'efficacité égale, on choisisse les moins coûteux.

Le travail d'équipe est la manière dont la gestion tente d'instaurer un équilibre entre les différents membres de l'équipe et le travail qu'ils font.

Le fait de définir les objectifs et d'examiner les ressources disponibles a notamment pour avantage d'aider à décider comment atteindre les objectifs, c'est-à-dire les activités requises et les méthodes et l'organisation qui permettront aux personnes de travailler harmonieusement à la réalisation des objectifs, en utilisant les ressources efficacement. L'étude des activités et de l'organisation des relations de travail constituent une partie essentielle de la gestion. Son principe directeur est celui de la convergence du travail.

I.2.2.3. Convergence de Travail

Rose MARY M. & All (1993), La convergence du travail, c'est la réunion des activités des diverses personnes qui effectuent le travail en vue de la réalisation des objectifs. Les activités doivent être conçues, attribuées et dirigées de façon à s'étayer mutuellement dans la progression vers un but commun. Cela suppose ainsi que les relations de travail-l'interaction entre les membres de l'équipe contribue au succès de chaque activité, partant à l'efficacité générale.

Les activités de santé sont généralement étudiées, définies et exécutées sous trois grandes rubriques, à savoir :

1. Services
   1. Développements
   2. Soutiens.

Un service (comme la vaccination) nécessite d'ordinaire une activité préalable de développement (comme la formation du personnel qui administre le vaccin) et une activité de soutien (comme l'approvisionnement en fournitures). Ces trois types d'activités doivent être gérés de façon à assurer la convergence du travail, l'équilibre des ressources et l'harmonie des relation de travail et, enfin, le résultat recherché.

I.2.2.4. Substitution des ressources

Rose MARY M. & All (1993), Un type particulier de substitution des ressources est la substitution du travail (par exemple, utiliser du personnel auxiliaire qualifié ou des bénévoles pour des tâches antérieurement effectuées par des professionnels).

Ce sujet est traité à la quatrième partie, (5ème étape). Un exemple courant de substitution des ressources en gestion sanitaire est l'utilisation de médicaments génériques (dans les pays où ceux-ci sont disponibles) au lieu de produits de marque, d'ordinaire plus chers.

Examinons brièvement une autre définition qui rassemble de nombreux points déjà examinés.

La gestion, c'est : faire en sorte que les personnes travaillent ensemble de façon harmonieuse et utilisent efficacement les ressources pour atteindre les objectifs.

Cette définition met l'accent sur la nécessité de veiller à ce que les personnes travaillent bien et coopèrent les unes avec les autres. Les relations de travail sont l'un des soucis majeurs des gestionnaires.

On dit généralement des relations de travail entre les personnes qu'elles sont fonctionnelles et structurelles. Les relations fonctionnelles découlent directement de la nature technique du travail et dépendent de l'endroit et du moment où il est effectué et de la chronologie de son exécution. Les relations de travail entre les membres d'une équipe chirurgicale en sont un exemple. Les relations structurelles ont trait aux règles et aux normes administratives, et en particulier à l'autorité et à la responsabilité confiées aux individus. Par exemple, qui engage et congédie le personnel, combien un médecin peut dépenser sans devoir en référer aux instances supérieures, ou à qui l'infirmière de la santé publique doit soumettre ses rapports et ses comptes.

Les deux concepts clés qui sous-tendent les relations fonctionnelles et structurelles au sein d'une équipe de santé sont la responsabilité et l'autorité, qu'ils ne sont guère possibles de dissocier dans la gestion au jour le jour du travail d'équipe.

I.2.2.5. Les fonctions déterminent la structure

Rose MARY M. & All (1993), Lorsque le travail est clairement défini, c'est-à-dire que les fonctions et les tâches de chaque membre de l'équipe sont clairement définies et connues de tous, les relations de travail (la structure) s'en suivent. Mais quelle est la nature exacte de l'autorité ? Une nouvelle définition de la gestion aidera à éclaircir ce point : La gestion, c'est prendre des décisions.

Cette définition est plus générale que les précédentes. Elle insiste sur l'élément le plus important de la gestion, à savoir la prise des décisions.

Une décision est un choix entre deux voies ou plus. Ce peut être la décision d'agir « cela sera fait » voire de ne pas agir « cela continuera comme auparavant ». Certaines décisions concernent la quantité « plus de ceci, moins de cela, pas de ça », certaines concernent la qualité « couverture accrue, meilleurs services ». En termes de gestion, une décision est la réponse à la question concernant les diverses voies possibles, réponse qui peut tenir en un mot : oui, non, aucun. Dans ce contexte, répondre «je ne sais pas » c'est faire preuve d'indécision.

L'autorité d'un membre de l'équipe de santé peut donc être définie simplement en fonction des décisions que cette personne est habilitée à prendre. L'une des faiblesses courantes en gestion est que personne n'est clairement responsable d'une décision requise d'urgence, ou que le responsable n'a pas l'autorité requise pour agir.

Un aspect important concernant les relations de travail est qu'elles doivent permettre la prise des décisions, là, où et quand cela est nécessaire, par la personne la plus compétente. Tout membre d'une équipe de santé peut être appelé à prendre une décision à un moment ou un autre, notamment en l'absence du chef d'équipe, faute de quoi l'équipe serait paralysée.

Il se peut qu'un agent de santé qui suit le règlement à la lettre ne fasse rien, et qu'il soit ensuite accusé de n'avoir rien fait, par exemple en cas d'urgence. Ce qu'il faut en pareil cas, c'est d'appliquer le principe de délégation.

I.2.2.6. Délégation

Il y a délégation lorsque celui qui détient l'autorité la confie à un autre, sous certaines conditions ou non, pour que cette autre personne puisse assumer la responsabilité en cas de besoin. C'est le principe de gestion qui se cache derrière cette boutade : « Ne faites jamais vous-même ce qu'un autre peut faire aussi bien à votre place ». Ce conseil s'adresse au gestionnaire très occupé, mais il pourrait aussi bien s'appliquer à la vie familiale de quiconque, ou à tout membre d'une équipe de santé dans l'accomplissement de ses tâches.

Pour choisir entre différentes voies, il faut disposer d'informations mais aussi connaître les règles qui régissent la prise des décisions.

Il importe aussi, dans le processus décisionnel, que la décision, une fois prise, soit portée à la connaissance de tous les intéressés. C'est la communication. Beaucoup vont même jusqu'à dire que tous les intéressés devraient savoir à l'avance qu'une décision est sur le point d'être prise. Souvent, le fait de savoir qu'une décision s'impose, et de participer à la prise de cette décision, est la meilleure garantie qu'une suite sera donnée à cette décision. Un élément capital, cependant, est la communication entre ceux qui prennent les décisions, ceux qui les exécutent, et les personnes affectées par les décisions prises. La décision devra, tout au moins, être communiquée, mais les informations connexes, les règles régissant la prise de cette décision et la façon dont la décision sera appliquée devront aussi être communiquées.

I.2.2.7. La gestion par exception

La gestion par exception a deux significations :

Premièrement : soyez sélectif. Ne vous laissez pas submerger par des informations de simple routine ou superflues. Gardez l'esprit disponible pour les informations essentielles qui appelleront des mesures de votre part.

Deuxièmement : prenez d'abord les décisions majeures. Se laisser submerger par des décisions insignifiantes peut amener à négliger les plus importantes ou à « repousser les décisions jusqu'à ce qu'elles deviennent superflues ». En bref, la gestion par exception est synonyme de sélectivité en matière d'information et de priorité dans les décisions.

I.2.2.8 Le plus court chemin jusqu'à la décision

Le dernier principe de gestion examiné dans ce chapitre, celui du plus court chemin jusqu'à la décision, pose la question de savoir ; qui doit prendre quelle décision ? (Et souvent aussi où et quand). Répondre à ce type de question aidera à éclaircir la question de délégation de l'autorité, examinée précédemment.

Appliquer ce principe revient à prendre les décisions aussi tôt que possible dans le temps et dans l'espace de l'objet de la décision et économise ainsi du temps et du travail (par exemple, dans la transmission de l'information) en assurant que les décisions tiennent pleinement compte des circonstances qui rendent les décisions nécessaires et dans lesquelles elles sont appliquées.

I.2.2.9 Les principales fonctions de gestion

On peut définir une fonction comme un groupe d'activités ayant un but commun. La gestion recouvre de nombreuses fonctions qui se définissent ainsi.

Une équipe de santé a trois grandes fonctions en termes de gestion : planifier, exécuter et évaluer.

Les trois grandes activités dans le secteur de la gestion sont les suivantes : la planification (P), la mise en œuvre (M) et l'évaluation (M). Ce qui importe toutefois, c'est l'interconnexion de ces activités.

I.2.3. Le temps

Cette section débute avec la présentation du thème principal de la gestion du temps, soit le temps. Tout d'abord, différentes définitions du temps et de la gestion du temps sont introduites. Ensuite, certains principes du temps dont la connaissance est primordiale en gestion du temps sont exposés. Puis, l'évolution des générations de la gestion du temps est abordée.

I.2.3.1. Les définitions

Le temps et la gestion du temps sont deux concepts intimement liés. Le problème du manque de temps amène une raison d'être à la gestion du temps. Donc, la littérature sur ces deux notions est très large et diversifiée. La plupart des livres qui en traitent mentionnent plusieurs définitions qui sont utiles à notre compréhension.

I.2.3.2. Le temps

Rares sont ceux qui ont assez de temps pour accomplir tout ce qu'ils ont projeté de faire dans une journée de travail ; tâches importantes, rencontres, appels téléphoniques, courriels, etc., et pourtant Seiwert (1991) mentionne que chacun d'entre nous dispose de la totalité du temps nécessaire. Voilà ce qu'il appelle le paradoxe du temps. Cependant, on peut toujours projeter d'en faire davantage, mais on n'a que 24 heures par jour et accès à un ensemble de ressources extensibles jusqu'à un certain degré seulement.

Le problème du manque de temps a toujours existé. Cependant, ce n'est qu'à partir des années 70 que le phénomène s'est généralisé davantage (Comtois 2006). Évidemment, les bouleversements technologiques ont leur rôle à jouer dans cette accélération du temps. La majorité des dirigeants manquent quotidiennement de temps pour accomplir les différentes tâches qui dépendent d'eux. La notion du temps revêt alors une importance capitale pour ces derniers, car elle représente leur principale contrainte en plus d'être un atout considérable pour ceux qui savent l'optimiser. Un survol de la littérature permet de faire ressortir différentes définitions du temps à travers le temps, en commençant par Einstein (1915) jusqu' au Petit Larousse illustré (2010). Le tableau 1.1 résume les principales définitions du temps retrouvées dans la littérature. Elles sont classées par ordre chronologique.

I.2.4. Gestion de temps

I.2.4.1. Généralités sur la gestion de temps

I.2.4.1.1. Lois et Principes du Temps

Les lois et les principes qui gèrent le temps deviennent rapidement des pièges externes s'ils ne sont pas respectés. Malheureusement, la plupart des Managers ne connaissent pas ces lois et principes et tombent donc dans les pièges (Launay-Duhautbout et al. 2005). Dans la littérature, des recherches, des observations et des études scientifiques les ont identifiés.

Tableau 1 : Lois et Principes du temps ainsi que divers conseils mentionnés dans la littérature

Auteurs	Lois/Principes	Définitions	Conseils
Tiré d'un livre de la Bible hébraïque de Jérusalem, (Ecclésiaste chapitre 3)	Principe d'alternance (loi de l'Ecclésiaste)	« Un déséquilibre ou une uniformité dans les activités et rythmes provoque rapidement une baisse de productivité. L'efficacité et la créativité se maintiennent et se développent grâce à	«Apprenez à bien répartir vos activités dans la journée selon votre propre rythme et votre énergie.»

		l'alternance et la diversité des activités.» Licette (2008, p133)	
Pareto (1906) Publiée par Juran (1954)	Loi de Pareto (loi de 80/20)	«20% du temps utilisé apportent 80% des résultats et les autres 80% du temps utilisé n'apportent pas plus que 20% du résultat total ». Seiwert (1991, p133) «Lorsque dans un projet, toutes les tâches doivent être réalisées, ce n'est pas parce qu'on a réalisé 80% des tâches qu'il nous reste seulement 20% du temps avant la fin du projet ».	«Laisser le minimum de temps aux tâches peu productives et concentrer votre activité sur les tâches à plus forte valeur ajoutée.» «Des sous-estimations d'efforts requis mènent à des séries de retards ».
Carlson (1951)	Loi de Carlson	«Faire un travail de façon continue prend moins de temps que de le faire en plusieurs fois. Tout travail interrompu est moins efficace » Comtois (2006, p139)	Limiter les interruptions durant les tâches importantes qui nécessitent de la concentration.
Mackenzie (1991)	Loi de Mackenzie	«On met moins de temps à réaliser un projet lorsqu'on a pris le temps nécessaire pour planifier»	Planifier le travail quotidiennement pour gagner du temps et atteindre vos objectifs.

Source : Covey et al. (1995), p.24

I.2.4.1.2. Générations de la Gestion du Temps

Les théories sur la gestion du temps ont beaucoup évolué à travers les générations. Chaque génération a contribué à améliorer la suivante en y ajoutant une nouvelle dimension pour parvenir à une plus grande efficacité et à une meilleure maîtrise du temps. Le but visé par cette évolution constante est de toute évidence une meilleure organisation de nos vies Covey (2005).

À travers les œuvres :*« Priorité aux priorités »*et « les 7 *habitudes de ceux qui réalisent tout ce qu'ils entreprennent »*, nous retraçons trois générations de la gestion du temps

I.2.4.1.2.1. Première Génération

L'aide-mémoire est l'outil clé de cette génération, la façon de faire consiste à écrire des petites notes et établir des listes. La liste doit être vérifiée régulièrement afin de ne rien oublier. A la fin de la journée de travail, toutes les tâches accomplies sont rayées de la liste. Un sentiment d'accomplissement naît chez les Managers de cette génération à chaque fois qu'un élément est rayé. Les tâches non accomplies se retrouvent sur la liste du lendemain Covey (op.cit.).

I.2.4.1.2.2. Deuxième Génération

Cette seconde génération utilise les agendas comme des supports pour la gestion du temps. Elle reflète la prévision, la planification et la préparation des activités à venir. Les mots mentionnés dans le livre « *Priorités aux priorités* » qui résument bien cette génération sont :*« efficacité, responsabilité personnelle, accomplissement des objectifs fixés, planification et programmation d'activités »* (Covey et al. 1995).

Cependant, une fois de plus les activités ne répondent à aucune priorité ce qui produit peu de résultats. Finalement, les Managers semblent être tellement préoccupés à élaborer des plans et jusqu'à oublier d'y intégrer la notion de priorité.

I.2.4.1.2.3. Troisième Génération

La troisième génération est celle qui représente la méthode actuelle de gestion du temps et les outils qui la caractérisent sont nombreux, notamment :

Instruments de planification et d'organisation,

Support électronique ou papier, *(*Covey et Merrill (1995).

Comparativement aux précédentes, nous retrouvons à cette 3ème génération les notions de priorité et de clarification des valeurs.

I.2.4.1.2.4. Quatrième Génération

De plus en plus de Managers désirent axer leur vie sur leurs aspirations. *« Ils veulent mener une vie pleine de sens et de se rendre utiles ».* Dorénavant, les êtres humains sont au premier plan, car ils importent plus que les choses. Les auteurs du livre « *Priorités aux priorités* », Covey, Par ailleurs, la quatrième génération apporte quatre améliorations majeures :

Le temps est considéré en fonction de ce qui est important et constructif pour un individu.

La conscience est l'outil qui sert de guide pour organiser votre temps selon vos disponibilités. Elle donne un sens, une raison, une direction à notre emploi du temps quotidien.

Enfin, elle offre une perspective hebdomadaire qui est plus vaste que le mode d'organisation.

I.2.4.1.3. Temps Collectif

Cette section concerne le temps que l'on partage avec les autres lors de différentes activités. Ce temps est généralement occupé par la messagerie électronique, les appels téléphoniques, les réunions et les nombreuses interruptions des collègues et les visites. Toutefois, elles peuvent devenir rapidement des « voleurs de temps » dans le monde du travail. C'est donc sous cet aspect qu'elles seront abordées (Comtois 2006).

I.2.4.1.3.1. Messagerie Electronique

Bien que cet outil soit maintenant l'un des plus utiles pour s'informer et communiquer rapidement, il peut aussi être un « voleur de temps ». La messagerie électronique peut devenir pire encore que le papier.

Cette invention, merveilleuse par ailleurs, a créé un gigantesque désordre électronique, elle permet d'envoyer une note à cent cinquante destinataires différents avec une seule frappe. Certaines personnes reçoivent jusqu'à deux cents messages électroniques par jour. Gleeson (2009)

I.2.4.1.3.2. Appels Téléphoniques

Tout en étant un des moyens les plus efficaces pour économiser du temps, le téléphone est aussi un des principaux voleurs de temps. Il s'agit là du paradoxe du téléphone. Il faut apprendre à maîtriser le téléphone au lieu de se laisser dominer (DeGarie 1998).

De toute évidence, les entretiens les plus courts sont souvent les plus efficaces. Lorsqu'ils durent plus de cinq minutes, un entretien en personne mérite d'être prévu à l'horaire (Guilloux et Nérot 1991).

I.2.4.1.3.3. Réunions

La réunion est l'activité essentielle de Managers d'institution qui y passe de 40 à 60% de son temps de travail. D'autres enquêtes démontrent qu'ils peuvent y consacrer jusqu'à 80% de leur temps (Seiwert 1991 ; Saadoun1998).

Ceci fait penser à la citation de TakeshiKawabe sur les trois plaies des réunions : « on se réunit, mais on ne discute pas ; on discute, mais on ne décide pas ; on décide, mais on n'agit pas » citée dans Gleeson (2009).

I.2.4.1.3.4. Interruptions des Collègues

Les Managers sont rarement seuls. Ils passent au moins 70% de leur temps avec d'autres personnes. D'ailleurs, ils passent en moyenne trois heures et demie ou même plus, par jour à recevoir des visiteurs indésirables, généralement des collègues ou des collaborateurs. En une heure, ils peuvent être interrompus six à dix fois (Latrobe 2003).

En d'autres mots : « avoir un singe sur l'épaule, c'est se charger d'un problème posé par l'environnement (patron, collaborateurs) ». Un singe signifie « toute responsabilité qui peut être exécutée en un lieu donné et à un moment déterminé »

Tableau 2 : Aperçu des Principaux Voleurs de Temps

Voleurs du temps	Origine externe	Origine interne
Réunions trop fréquentes, trop longues	X	X
Interruptions permanentes	X	
Appels téléphoniques imprévus, trop longs	X	
Les courriels	X	

Démarches administratives trop longues	X	
Les repas d'affaires	X	
L'attente de réponses	X	
Distractions/bruit X	X	
Bavardages avec les collègues	X	
Les entretiens ou réunions mal préparés	X	X
Incapacité de dire « non »	X	X
Manque d'ordre et de classement		X
Perfectionnisme et les détails excessifs		X
Les déplacements	X	X
Objectifs et priorités confus et changeants		X
Difficulté à déléguer		X
Les erreurs		X
Le manque de planification		X

***Sources** :* Adapté de Licette (2008)

I.2.4.1.4. Approches de la gestion du temps

La littérature fournie d'énormes informations sur les différentes méthodes qui existent dans la gestion du temps. Cette section débute par un survol d'approches de la gestion du temps à travers chaque génération. Trois de ces approches sont principalement utiles en gestion du temps, c'est-à-dire la planification, la gestion des priorités et la délégation. Celles-ci sont développées davantage dans la suite.

Tableau 3 : Cinq étapes de la méthode NEREC

(1) Noter les tâches à accomplir
(2) Estimer la durée de chacune des tâches
(3) Réserver du temps pour les imprévus
(4) Établir les priorités
(5) Contrôler -Reporter les tâches inachevées

***Source :** Seiwert (1991), plll*

Commentaire : le tableau dans 3, il s'agit de noter les différentes tâches qui nous permettent d'apprécier une échéance à chacune et ne jamais oublier de garder un espace-temps pour les imprévus. Lorsque la planification est terminée, nous devons prendre quelques minutes pour visualiser notre journée de travail et la garder en mémoire dans ce cas, les tâches inachevées sont alors reportées sur la liste de la journée suivante. D'où la méthode NEREC, qui résume relativement bien les principales étapes de la planification présentée précédemment.

I.2.4.1.5. LE TEMPS DE TRAVAIL EN CONTEXTE CONGOLAIS

En République démocratique du Congo, la loi fixe à 45 heures la semaine normale de travail. Au-delà, les heures effectuées seront considérées comme des heures supplémentaires et rémunérées à hauteur d'une fois et demie le salaire habituel. Cette disposition ne s'applique toutefois qu'aux cadres.

Dans plusieurs organisations étatiques et non étatiques, les personnels de santé et administratifs disposent de téléphones portables pour des raisons de service ou personnelles. Cependant, ces outils présentent des avantages et des inconvénients en matière d'organisation du temps de travail et d'atteinte des objectifs, selon la description du poste de chaque agent. La durée de travail étant déterminée par le législateur congolais, toutes les organisations savent qu'elle est de 45 heures par semaine, soit 9 heures par jour. Certaines mettent en place une durée de travail journalière de 8 heures. Avec la disponibilité des réseaux sociaux, la rédaction de SMS et autres aspects liés aux nouvelles technologies de l'information et de la communication, certains agents consacrent moins de temps au travail qui leur est demandé. La moitié de la journée est en effet réservée à la consultation des messages et informations sur les réseaux sociaux, ce qui réduit la performance de l'entreprise et celle de l'individu qui est censé apporter un plus à l'organisation.

Dans le secteur de la santé, la durée de travail dépend des tâches et surtout des postes. Le personnel de santé est réparti en deux catégories : les professionnels de santé (pro-santé) et les administratifs. Pour les professionnels de santé, dont la répartition géographique pose problème en

République démocratique du Congo en raison de la multiplicité des structures privées et de la mauvaise gestion des ressources humaines, Cet aspect multidimensionnel rend complexe l'analyse de l'usage du téléphone par le personnel lors de ses prestations.

De prime abord, le professionnel de santé est lié au serment qui limite ses droits en matière d'organisation du temps de travail. Un infirmier ou un médecin ne peut se libérer de son poste qu'après relève et remise de poste par son remplaçant.

I.2.4.1.6. Outils de la gestion du temps

Dans les sections précédentes, différentes approches de gestion du temps ont été exposées. Pour venir appuyer celles-ci, la dernière section de ce chapitre est consacrée aux outils de la gestion du temps. Puis, cette section se termine avec une description détaillée des principaux outils :

- ✓La liste de choses à faire,
- ✓La feuille d'action journalière,
- ✓L'agenda de poche ou de bureau,
- ✓L'agenda électronique,
- ✓Les nouveaux logiciels informatiques.

Les concepts clés ont été passés en revue, à trois dimensions chacun notamment, au travers les définitions universelles, selon les différents Auteurs et celles dites opérationnelles. Si notre santé est notre capital n°1, notre temps est sans aucun doute notre capital n°2, le gérer correctement nous permet d'atteindre un équilibre dans notre vie et concilier harmonieusement boulot, vie privée, famille…

I. 3. Etudes antérieures

Pendant nos recherches, nous nous sommes référés aussi aux études antérieures répondants à notre problématique grâce à la recherche documentaire des articles, mémoires et des thèses sur la gestion de temps.

Il sied de préciser que, les travaux des autres chercheurs que nous avons tiré dans le cadre de notre mémoire portaient sur les compétences en gestion de temps et de la prise de décision, analyse de l'organisation et de la gestion du temps des gestionnaires à travers les taches et les activités au centre hospitalier de l'Université de Montréal et gestion de temps : un facteur impératif pour une prestation de service efficace dans la fonction publique du Nigeria.

Girma reta et Shishay weldeslassie (2023) ont menés une étude comparative sur les compétences en gestion de temps et la prise de décision dans les bureaux de la jeunesse et des sports de mekelle entre les organismes gouvernementaux et non gouvernementaux. Ils ont choisi d'utiliser des outils statistiques paramétriques même si les données étaient ordinales. L'analyse à un facteur (ANOVA) a été appliqué pour comparer les compétences en gestion de temps et compétences en matière de prise de décision des bureaux de la jeunesse et des sports de mekelle et de la zone centrale entre les organismes gouvernementaux et non gouvernementaux. Partant des résultats de cette étude, il a été démontré que, les organismes gouvernementaux de Mekelle et de la zone centrale ont de bonnes compétences en gestion du temps. Cependant, les organismes non gouvernementaux de la zone centrale ont des compétences extrêmement médiocres en matière de gestion du temps par rapport aux organismes non gouvernementaux de la zone de Mekelle en plus, les organismes gouvernementaux de Mekelle et de la zone centrale ont de bonnes compétences en matière de prise de décision et il n'y avait pas non plus de différence significative entre ces deux groupes. Cependant, les organismes non gouvernementaux de la zone de Mekelle ont de meilleures compétences en matière de prise de décision que les organismes non gouvernementaux de la zone centrale.

Véronique LACOMBE (2011) a mené une étude au centre hospitalier de l'Université de Montréal sur l'analyse de l'organisation et la gestion du temps des gestionnaires à travers les taches et les activités. Ce faisant, l'objectif visé par cette étude est de permettre aux gestionnaires de libérer du temps pour qu'ils puissent se consacrer à des projets d'amélioration continue plus précisément l'amélioration du service à la clientèle. Le cadre de cette étude, une approche de recherche s'avère plus pertinente pour examiner la problématique proposée. Il s'agit de la recherche qualitative. Cette dernière, qualifiée d'inductive, a pour but la compréhension et l'explication d'un problème dans son contexte et sa dynamique.

Ce faisant, le but visé par cette étude est de permettre aux gestionnaires de libérer du temps pour qu'ils puissent se consacrer à des projets d'amélioration continue plus précisément l'amélioration du service à la clientèle.

Partant des résultats de cette étude, sur l'ensemble des tâches et des activités accomplies dans la journée d'observation, le contrôle et le suivi ont occupé 20% du temps de la journée de travail du chef de secteur A1. Pour ce qui est des déplacements, le chef de secteur A1 a passé 26% du temps de la journée de travail à l'extérieur de son bureau, ce qui inclut le temps des déplacements et le temps hors bureau passé sur certaines tâches et activités. Le reste du temps, soit 74% du temps de la journée de travail, il est resté à son bureau faire d'autres tâches et activités.

OSAWE, Cyril onyepuemu (2017) a mené une étude à la fonction publique du Nigeria à Lagos sur la gestion de temps : un facteur impératif pour une prestation de service efficace. L'objectif est de mettre en évidence les défis auxquels est confrontée la gestion efficace du temps et ses conséquences dans la prestation de service au niveau de la fonction publique au Nigeria.

L'étude est de nature qualitative et tire son argument essentiellement de données secondaires. Des données statiques ont également été utilisées au besoin, comme preuve empirique pour étayer l'argument.

Les résultats de cette étude nous démontrent que la plupart des fonctionnaires ne consacrent pas leur temps professionnels à leur travail, car ils utilisent la fonction publique comme le travail de l'homme blanc, ce qui a conduit les employés de la fonction publique à se permettre d'aller tard, de passer la plupart de leur temps à bavarder, de répondre à des appels téléphoniques improductifs, d'acheter et de vendre divers produits à l'intérieur de leurs bureaux et pendant les heures de travail, et prendre des pauses et congés inutiles.

CHAPITRE II.

METHODOLOGIE DU TRAVAIL

Dans ce 3ième chapitre de notre mémoire portant sur l'approche méthodologique, qui est une phase clé dans l'élaboration d'un travail scientifique et montre l'originalité de ce dernier amène le chercheur à répondre à la question de recherche et d'assurer le contrôle du processus. Nous allons abordé les points suivants : le devis de notre recherche, la description de notre milieu d'étude, notre population et échantillon, les méthodes et instruments utilisés, les procédures de collecte des données (démarches préliminaires et proprement-dites, stratégies de gestion), l'analyse des données et enfin nous avons chuté par les considérations éthiques.

II.1 Devis de la recherche

Le devis de notre recherche est quantitatif descriptif dans une approche hypothético-déductive.

II.2. Description du milieu d'étude

II.2.1. Aperçu historique

La zone de santé Kikwit-sud remonte à l'an 1986. Avant cette année, il existait qu'une seule zone de santé dans la ville de Kikwit dénommée zone de santé urbaine de Kikwit. Cette dernière exerçait des activités sur toute l'étendue de la ville de Kikwit y compris Kanzombi.

Celle-ci a fonctionnée pendant deux ans et avait comme médecin chef de zone Monsieur LARUELLE de nationalité Belge. Compte tenu de l'accessibilité géographique préconisée par la conférence internationale d'Alma-Ata, il a été décidé en 1984 lors d'une séance de travail présidée par le docteur KIESAMUKANU médecin inspecteur à l'époque, de scinder la ZS de Kikwit en deux zones notamment :

- ✓La zone de santé Urbano-rural de Kikwit- Nord,
- ✓Et la zone de santé Urbano-rural de Kikwit- Sud.

La zone de santé de Kikwit-Sud comprenait les zones administratives de Kazamba, Lukemi et la collectivité de Kipuka qui constituaient sa partie rurale. Pendant cette époque, la ZS de Kikwit-Sud a connu à la tête la présence du Docteur RENE SNAKEN comme médecin chef de zone et assisté du KINSI comme adjoint.

La zone de santé étant purement l'institution sanitaire étatique, le gouvernement zaïrois a décidé en 1987 de confier la direction de celle-ci aux cadres nationaux (médecins zaïrois).

C'est alors que le Docteur NKINSI fut promis médecin chef de zone Urbano-rurale de Kikwit-Sud.

Les médecins Belges étaient devenus les médecins conseillés pour représenter la coopération médicale Belgo-Zaïroise dans les deux zones de santé de la ville de Kikwit. Le Docteur KINSI devra reprendre ses études en Europe.

Il a été remplacé par le Docteur KIUMBA qui a œuvré comme médecin chef de zone pendant neuf mois.

En 1987, au mois de septembre une commission d'affectation est établie par le niveau national au profit du Docteur LUWOLO pour assumer la fonction du médecin chef de zone de Kikwit-Sud.

Celle-ci a bénéficié de l'assistance des organismes internationaux ci-après, PEV, OXFAM, FICID, HORIZON Santé et le projet SANRU.

Mais de tous, les plus solides étaient UNICEF et HORIZON Santé qui ont su équiper la zone de santé en matériel et en médicament.

En 1990, le Docteur LUWOLO quitte la ZS pour être remplacé par le Docteur BONDEKE MABUNDEBUNDE venu de la zone de santé de Mushie.

Ce dernier n'a travaillé que pendant une année et a été rappelé à Bandundu comme médecin chef de zone de santé en 1991.

Le vide étant créé, l'inspection médicale Urbaine de Kikwit confie le poste au Docteur KWAMBA qui n'a fait que 3 mois et est remplacé par le Docteur BULAMBA qui a dirigé la ZS pendant une Année.

Voici l'ordre chronologique des médecins chef de zone de santé Kikwit-sud :

- ✓De 1992, Dr KIUMBA,
- ✓De 1992 -1994 : Dr CYRILLE KIYUNGU KAMBADI,
- ✓De 1994-2000 : Dr MAPANDA BIENVENU,
- ✓De 2000-2003 : Dr CYRILLE KIYUNGU.
- ✓De 2003-2005 : Dr ELOMBE MBONGOMBASI
- ✓De 2005- 2006 : Dr AIME VUMUKA

- ✓De 2006-2008 : Dr NIOKA NGAMUNIAKA.
- ✓De 2008-2010 : Dr HENRIETTE MBULI
- ✓De 2010-2011 : Dr MAMPASI
- ✓De 2011-2012 : Dr SERGES KIMOLO
- ✓De 2012 à nos jours : DR VUMUKA MAFUTA

Au mois de Mars 2008, le Dr NIOKA sera suspendu et un autre défilé celui des intérimaires avait commencé, le Dr NDILU le Fils dirige du mois de mars 2008 au mois d'Avril, le Dr Paulin Kiyankayi prendra le volant pour mettre fin aux intérimaires au mois de Juillet 2008.

Le docteur Raul Mungieri sera nommé comme médecin chef de zone, cinq mois plus tard il quitte la ZS et sera remplacé par le Dr Henriette Mbuli Ngunda.

Celle-ci fera qu'une année et demie. Au mois de Juin 2010, elle va quitter la ZS pour être remplacé par le Dr Robert Mampasi Kahumba.

Au moment où le médecin chef de ZS enl a personne du Dr Aimé Vumuka qui allait aux études en France depuis le mois d'octobre 2014 dont il a laissé l'intérim auprès du Dr Serge Kimolo.

Au mois de Juin 2015 la division provinciale de la santé de Kwilu a envoyé le Dr jean Jacques Kanika comme médecin chef de zone ai, dont celui-ci a fait seulement qu'un mois et demi.

Au début du mois de Juillet 2015, la division provinciale de la santé du Kwilu envoie encore de nouveau le Dr Lay Ndombe comme médecin chef de zone ai. En novembre 2015, le Dr Aimé Vumuka récupère sa place comme le médecin chef de zone jusqu'à nos jours.

CARTE DE LA ZONE DE SANTE KIKWIT SUD

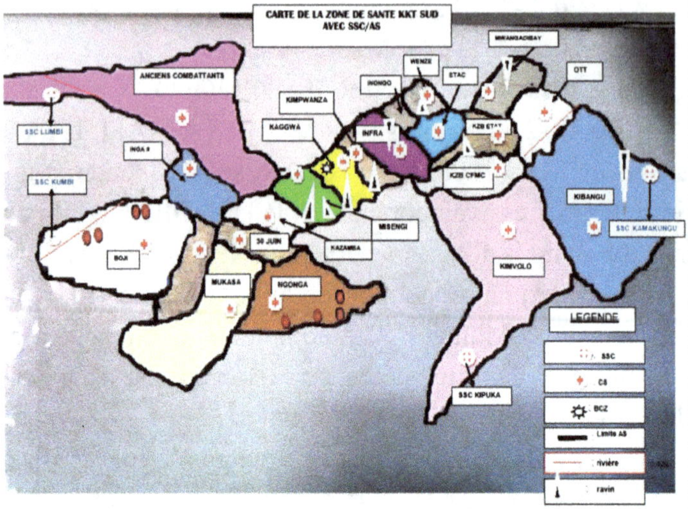

II.2.2 Situation géographique

La zone de santé Kikwit Sud est l'une des zones de la division provinciale de la santé de la province de Kwilu. Elle est délimitée :

- ✓ Au Nord-est par la zone de santé Kikwit-Nord ;
- ✓ Au Sud-ouest par la zone de santé rural de Lusanga ;

Elle est accessible par la nationale 1 (Kin-Kkt) par voie fluviale et aérienne.

II.2.3 Données démographiques

La Zone de Santé de Kikwit-Sud prend en charge une population totale de 322727 habitants dont les enfants de 0-11 mois (4%) est de 12909, CPN 4% est de 12909, les femmes en Age de procréés 21% est de 67773, naissance survivant 3,49% est de 5632, les enfants de 6-11 mois 2% est de 6455, de 12-23 mois 3,49% est de 11263, de 12-59 mois 15% est de 48409, de 24-59 mois 11,3% est de 36468, de 14-49 ans 21% est de 67773 et de 0-15 mois 48% est de 154909.

II.2.4 Situation épidémiologique

Conformément à la politique Nationale, cette Zone de Santé surveille plusieurs maladies à potentiel épidémiologique dont elles qui ont un caractère prioritaire sont les suivantes : le Paludisme, les IST/VIH, les infections respiratoires aiguës, l'Amibiase et la diarrhée simple.

II.2.5. Situation socio-économique

Sous cette ribruque, nous présentons 5 points essentiels intervenant presque dans toutes les activités sociales de la vie humaine et qui influent sur l'économie du pays ou d'un territoire donné.

- ✓ **Agriculture**

L'agriculture est parmi les secteurs qui rendent solide l'économie du pays (www.undrog.com) consulté le 06/02/2025.

La population de la Zone de Santé de Kikwit sud produit les denrées alimentaires suivantes : le manioc, le maïs, le riz, la banane, la patate douce etc. la production de ces denrées alimentaires, est faites ou pratiquée par des méthodes traditionnelles archaïques. Hormis les produits précités, la population de la ville de Kikwit produit également les denrées telles que : les arachides, tomate, oseille, canne à sucre mais à une faible production (quantité).

- ✓ **Elevage**

Cette activité n'est pas tellement développée par manque de suivi, elle se pratique de manière traditionnelle et surtout les précautions alimentaires et Soins ne sont pas pris en compte.

- ✓ **Aspect social**

Le social apporte un changement positif dans une société ou entreprise. Le développement de l'être humain dépend de certaines activités qui lui rendent habile et utile pour sa Santé, l'homme doit avoir une vie socialement économique et productive.

Cependant, la population de la Zone de Santé de Kikwit sud est Oisive. Peu sont ceux qui travaillent, une personne en bonne santé est un facteur important du développement car pour travailler il faut être en bonne santé, néanmoins si la santé est affectée tout avenir du produit (société) devient sombre (inspection urbaine de l'agriculture pêche et élevage ,2004).

✓**Enseignement**

Les établissements scolaires privés et officiels y sont construites pour assurer la formation intellectuelle des jeunes en vue de préparer la relève dans tous les domaines de la vie.

Ces établissements contribuent à la bonne gouvernance de la promotion de la santé pour une entité donnée.

II.2.6 Structures organiques et fonctionnelles de la Zone de Santé de Kikwit sud

II.2.6.1. Structure organique

Du point de vue organisationnel, la zone de santé Urbano de Kikwit sud possède des organes ci-après dont les rôles et compositions se résument de la manière suivante :

a. Le Conseil d'administration (CA)

C'est l'organe de conception et de décision sur la politique sanitaire de la zone de santé. Pour ce faire, il est appelé à assurer le bon fonctionnement de la Zone de Santé par la résolution de tous les problèmes majeurs. Il est composé de :

- ✓Chef de division Provincial (président) ou son délégué ;
- ✓Le Médecin chef de Zone ; coordonnateur de l'ECZ) ;
- ✓L'Administrateur Gestionnaire Titulaire de la Zone de Santé ;
- ✓Le Médecin directeur de l'Hôpital Général de Référence ;
- ✓L'autorité politico-administrative (maire de la ville) ou son délégué ;
- ✓Le représentant de la population choisi parmi les membres des COSA ;
- ✓Un représentant du personnel de la Zone élu parmi les chefs d'unités fonctionnelles, (IT des CS ou les chefs de services de l'HGR) ;
- ✓Un représentant de chaque intervenant qui apporte un appui permanent à la Zone de Santé.

Le conseil d'Administration se réunit en principe deux fois l'an (au début et à la fin de l'année) sur convocation de son président qui est le chef de division Provincial ou son délégué. Le CA a pour attributions :

✓Approuver les plans de la Zone de Santé et contrôler leur mise en œuvre ;

✓Adopter le budget de la zone de santé ;

✓Administrer l'ensemble des ressources humaines, financières et matérielles de la zone de santé ;

✓Contacter ou entériner la prise de contact avec les organismes extérieurs qui peuvent aider la ZS à fonctionner ;

✓Harmoniser la collaboration des partenaires (publics et privés) intervenants dans la ZS.

b. Le Comité de gestion (COGE)

Le comité de gestion assure la gestion quotidienne de la zone de santé dans le domaine de planification, supervision et évaluation. Il élabore les prévisions budgétaires et les soumet au Conseil d'Administration, exécute et évalue les activités de la zone de santé.

Cet organe a pour membres :

- Le Médecin chef de zone ;
- L'Administrateur Gestionnaire Titulaire de la Z.S;
- Le Médecin Directeur de l'hôpital général de Référence ;
- L'Infirmier superviseu ;
- Le Directeur de Nursing de l'HGR ;
- L'autorité politico-administrative ou son représentant;
- Un représentant des infirmiers titulaires des centres de santé ;
- Un représentant des comités de santé ;
- Les partenaires privés ou confessionnels qui ont des structures de santé (Hôpital, centres de santé) intégrées dans la zone de santé.

Le comité de gestion de la zone de santé a pour attributions :

✓Engage la Z.S. sous la seule signature du médecin chef de zone dans les domaines techniques, administratifs et comptables auxquels le président signe conjointement avec l'administrateur gestionnaire ;

✓Gèrer toutes les ressources et préparer les dossiers et documents à soumettre au conseil d'Administration de la zone de santé.

c. L'équipe cadre de la zone de santé (ECZ)

Les membres de l'ECZ ont la responsabilité sur l'ensemble des structures de la Z.S, il s'agit ici des responsabilités aussi bien au niveau de l'HGR que des CS (24).

Il convient de retenir que, la composition de l'équipe cadre de la zone de santé peut être variable, mais doit tenir compte des critères suivants :

- ✓Le profil des membres peut être déterminé par la nature des tâches à accomplir et la capacité à les réaliser.
- ✓Il doit s'agir de personnes capables de travailler en équipe et intéressées à la structuration dynamique d'une zone de santé fonctionnant comme un système de santé intégrée.
- ✓Il faut veiller à ce qu'il ait un gradient de compétence (acquise par la qualification ou l'expérience) avec un personnel non membre de l'ECZ. Sinon, la supervision n'est plus acceptable. Les membres doivent posséder des compétences plus larges pour traduire en termes gestionnaires les observations relevées dans la prise en charge de malades.
- ✓La prestation des soins fait appel à quatre fonctions qui doivent être intégrées pour éviter que la population de la zone de santé ne fasse de frais de leurs logiques antagonistes. Il s'agit de fonctions : médicale, de nursing, administrative et d'appui logistique.

Tenant compte de ces critères et dans le souci d'une bonne coordination, il est vivement souhaitable qu'une ECZ ne soit pléthorique, une ECZ composée de 5 personnes (Médecin chef de zone de santé, Médecin Directeur de l'HGR, Directeur de Nursing, Administrateur Gestionnaire Titulaire de la zone et l'infirmier Superviseur de la zone de santé) elles sont appelés à travailler en harmonie.

d. Le Comité Directeur de l'HGR (CODI)

Ce comité a pour mission d'assurer la gestion quotidienne de l'hôpital dans le domaine de planification et d'évaluation. Il élabore son plan d'action assorti des aspects budgétaires et le soumet, par le biais de son président, à l'approbation du comité de gestion de la Z.S. Le comité Directeur de L'HGR a pour membres : le Médecin Directeur, le Médecin Chef de Staff médical, l'Administrateur Gestionnaire, le Directeur de Nursing ainsi que les responsables de différents services de l'hôpital. Il se réunit une fois par semaine.

e. Le Comité de développement de centre de santé (CODESA)

Il est composé d'une dizaine de membres dont l'Infirmier titulaire et sont élus parmi les leaders communautaires après sensibilisation de la communauté sous l'initiative du médecin chef de zone. Le comité de développement de centre de santé a pour attributions :

- Participer à la planification, au suivi et évaluation des activités du centre ;
- Participer à l'identification des besoins sanitaires de la population ;
- Cogérer les ressources du centre de santé ;
- Participer aux réunions avec l'équipe de santé ;
- Organiser des travaux d'intérêt communautaire.

Cet organe assure le dialogue entre la population et l'équipe de santé du C.S. dans le domaine de gestion des services de santé et des ressources du C.S. tout en assurant aussi la promotion de la santé par l'identification des problèmes prioritaires ressentis, la recherche des solutions réalisées, le suivi de l'application des mesures arrêtées et l'évolution des actions entreprises.

II.2.6.2. Structure fonctionnelle

Du point de vue fonctionnel, la Zone de Santé Urbano-rurale de Kikwit sud retient quatre principaux éléments dont :

Le Bureau Central de la Zone de Santé (BCZS) : il est un service chargé de l'administration et de la gestion des ressources mises à la disposition de la Zone de santé. Ce bureau assure la planification, la coordination, la supervision et l'évaluation des différentes structures qui composent la Z.S. Il est dirigé par le médecin chef de zone assisté par un administrateur gestionnaire titulaire ainsi qu'un collège de superviseurs .

L'hôpital général de Référence de Bandundu dirigé par un médecin directeur, il est un échelon des consultations, de référence et d'hospitalisation des malades, de formation des stagiaires, etc. Ses activités médicales s'exercent à travers les services de médecine interne, de la chirurgie, de la pédiatrie et de gynéco-obstétrique. Signalons que l'Hôpital

Général de Référence (HGR) a une autonomie de gestion et de fonctionnement.

Un réseau de Centres de Santé. La gestion des centres de santé est confiée aux infirmiers titulaires avec la participation active des comités de santé (COSA). Les postes de santé

Organigramme Fonctionnel de la Zone de Santé de Kikwit sud

Alphonse Verhulst définit l'organigramme comme un tableau hiérarchique qui, en donnant les services et subdivisions, montre d'une part la participation des responsabilités et d'autre part la localisation des responsabilités dans l'ensemble de l'entreprise.

De cette définition, il ressort que l'organigramme est une image ou une figure qui explique la façon dont sont organisés et fonctionnent les différents services d'une institution dans le but d'atteindre les objectifs escomptés.

Figure 1 : L'organigramme de la Zone de Santé Kikwit sud

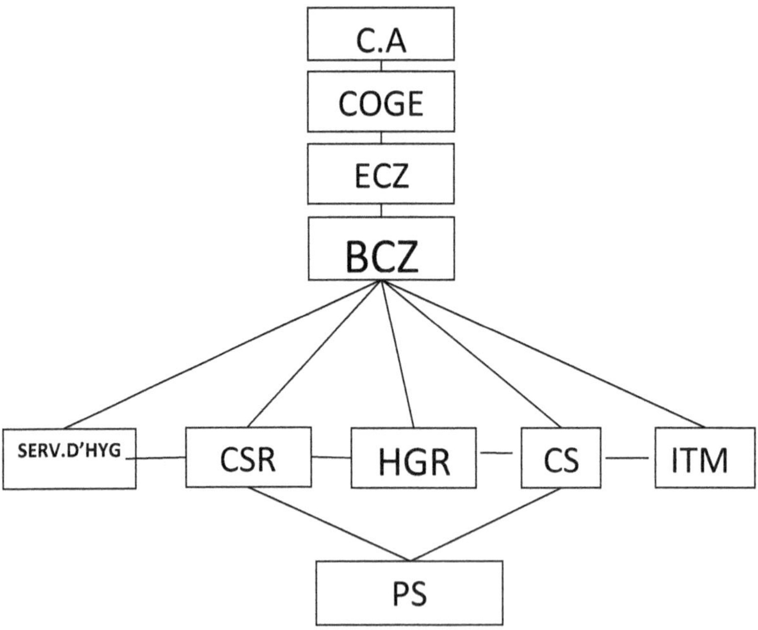

Source : archive BCZ Kikwit sud

II.3 Population et Échantillon

II.3.1 Population de l'étude

Selon Paul N'DA (2015) ,la population d'une étude est définie comme une collection d'individus (humain ou non), c'est-à-dire un ensemble d'unité élémentaires (une personne, un groupe, une ville, un pays) qui partagent des caractéristiques communes précises par un ensemble de critères. Dans le cadre de notre recherche, notre population est constituée de tous personnels affectés à la Zone de Santé de Kikwit sud, C'est-à-dire l'ensemble des agents ou d'effectifs des agents œuvrant dans les structures de cette Zone de Santé.

II.3.2 Echantillon de l'étude

Comme nous le savons tous, l'échantillon est le sou ensemble issu d'une population mère ou totale. Notre étude a été menée dans l'approche quantitative à partir d'un échantillon probabiliste (aléatoire) de type élémentaire systématique stratifié où nous étions guidés par le principe de pas de sondage dont la préoccupation essentielle était celle de la représentativité.

Etant une approche quantitative, La taille de notre échantillon a été déterminée au préalable par des méthodes statistiques évaluée à 113 soit 1/10 des agents de la Zone de Santé de Kikwit sud après avoir passé aux éléments de calculs tel qu'indiqué ci-dessoust. Il sied de signaler que, sur les 113 questionnaires distribués aux personnels de la Zone de Santé de Kikwit sud, 112 seulement soit 99.1% nous ont été retournés.

Tableau 4 : Répartition des répondants en strates

Regroupement	Strates	Aires de santé	Nbre personnes Sélectionnées
Zone de santé Kikwit Sud	Nord	INONGO	4
		WENZE	4
		ETAC	4
		INFRA	4
	Sud	INGA 2	4
		MISENGI	4
		KAZAMBA	4
		MUKASA	4
		INGA 1	4
		BOJI	4
		NGONGA	4
		TRENTE JUIN	4
	Est	KIMVOLO 1	4
		KANZOMBI CEFMC	4
		KIBANGU 1	4
		KANZOMBI ETAT	4
		MWANGA DIBAYA	4
		OTT	4
		KIMVOLO 2	4
		KIBANGU 2	4
	Ouest	ANCIEN COMBATTANT	4
		VUMUKA	4
	Centre	KAGGWA	4
		BCZ	10
		HGR Kkt 2	7
		KIMPWANZA	4
TOTAL			**113**

Source : Enquête sur terrain 2024

II.3.2.1 Critères de sélection

➢ Critères d'inclusion

Pour faire partie de notre étude, le répondant doit être éligible aux critères suivants :

- Être gent affecté dans la Zone de Santé de Kikwit sud ;
- Être capable de répondre à nos questions ;
- Accepter de répondre bénévolement à nos questions ;
- Avoir un niveau requis (Gradués), (Licenciés), docteur en médecine et/ou plus ;
- Donner volontairement son consentement libre et éclairé à participer à notre étude après lecture de notre fiche d'information de la recherche.

➢ Critères d'exclusion

Ne sont pas éligibles de participer à notre étude sont :

- Tout agent exerçant dans la Zone de Santé de Kikwit sud ne donna pas son consentement libre et éclairé ;
- Toute personne affectée dans Zone de Santé de Kikwit sud absente pendant la distribution de nos questionnaires d'enquête dans le terrain de collecte.

II.4 Méthodes, techniques et instruments de collecte

III.4.1 Méthode

Dans le cadre de cette recherche qui sanctionne la fin de notre cycle de maitrise en Gestion des Organisations de Santé avec comme spécialité management des services de santé, nous avons utilisé la méthode d'enquête quantitative. Celle-ci nous a aidé à collecter les informations de manière chiffrée auprès de notre population cible en vue de quantifier notre phénomène étudié, celui de l'organisation et gestion du temps dans les établissements de la Zone de Santé de Kikwit sud.

III.4.2 Techniques

Cette méthode basée sur l'approche quantitative descriptive a été opérationnalisée par la technique de questionnaire dont la rédaction de ce dernier a été faite par des questions de type fermées.

Toutefois, il sied de préciser que, nous avons fait recours à la triangulation des méthodes notamment : les analyses documentaires, les observations non participantes, les entretiens directs avec les cadres des différentes structures ou aires de santé.

III.4.3 Instruments de collecte

Le questionnaire de collecte, cahier de note ainsi que le téléphone étaient utilisés comme les instruments de collectes des informations en rapport avec notre recherche.

III.4.4 La validité de notre questionnaire

Notre questionnaire soit valide, il a été approuvé au préalable par les encadrants (membres de l'équipe de recherche) quant à son contenu, et après, à l'issue de l'enquête pilote qui était réalisée dans la Zone de Santé de Kikwit nord, ledit contenu a permis de recueillir les réponses aux questions de recherche correspondantes à notre thème de recherche étudié. Les observations nous ont aidé à fignoler notre instrument (questionnaire) afin de déterminer les variables qui influencent l'organisation de la gestion du temps dans les Organisations de Santé.

II.5 Procédures de collecte des données

II.5.1 Démarches pour la collecte des données

L'enquête avait eu lieu dans la division provinciale de Kwilu, plus précisément dans la Zone de Santé de Kikwit sud, C'est-à-dire dans les différentes structures qui composent cette Zone pour une durée de trois mois auprès des agents de la Zone de Santé de Kikwit sud, Cependant, l'enquête pilote était réalisée dans la Zone de Santé de Kikwit nord, qui nous a servi de tester la faisabilité de notre enquête par le biais de notre questionnaire d'enquête. Cette pré-enquête (enquête pilote) avait pour une durée de 7 jours comportant 8 répondants. Le choix de la Zone de Santé de Kikwit nord était motivé par son accessibilité géographique et la facilité pour nous de rencontrer les personnes à interroger. Cette enquête pilote, nous a permis de corriger, d'ajouter et de modifier voire de reformuler certaines questions qui semblaient prêter confusion ou qui n'étaient pas bien comprises auprès des enquêtés ayant les mêmes caractéristiques avec notre population cible constitué des agents oeuvrant dans la Zone de Santé de Kikwit sud.

II.5.2 Déroulement de l'enquête

Dans le cadre de notre travail, le déroulement a été effectif après avoir pris l'autorisation auprès des autorités établies.

Après avoir présenté le contexte de notre étude et ses objectifs par l'investigateur principal et puis l'accord ou l'avis favorable des répondants de participer à l'enquête, nous avons procédé par distribuer de manière physique ou par courrier papier. Nous avons laissé le temps de 14 jours soit deux semaines environ en vue d'accorder aux enquêtés le temps favorable à répondre à notre questionnaire avec toute précision.

II.6 Analyse des données

Dans le cadre de ce travail, nous avons fait appel à l'analyse statistique ou quantitative des données que nous avions récoltés tout au long de notre période sur terrain.

De ce fait, les informations collectées ont été traités grâce aux logiciels notamment l'Excel pour encoder nos données et SPSS version 20 nous ont facilité pour les analyses des données en vue de présenter les valeurs de chaque variable étudiée dans le cadre de cette étude.

II.7 Considérations d'ordre éthique

Le déroulement de notre recherche a été effective après l'approbation du comité d'éthique de l'ISTM Kinshasa sous le numéro **0055/CBE/ISTM/KIN/RDC/PMBL/2024 du 20/06/2024** suivi de l'autorisation des autorités de la Zone de Santé de Kikwit sud. Nous précisons que les principes éthiques ont été respectés avec rigueur tout en demandant l'obtention du consentement libre et éclairé aux participants.

Signalons que la demande pour l'obtention du consentement aux participants était assurée avec toute autonomie sans une influence des biens tant en nature qu'en espèce moins encore aux intimidations du rang social auquel nous occupons dans notre milieu d'étude, tout en expliquant aux participants de manière verbale les avantages et inconvénients de participer à la recherche, le droit de mettre fin à la participation sans aucune conséquence ou aucun préjudice était garanti à l'égard de tout participant qui le désirait, nous avons assurés aux participants que la confidentialité était préservée tout en mettant un code secret pour empêcher quiconque d'y accéder.

Toutes les informations recueillies pendant les entretiens sont traitées de façon anonyme dans le traitement et l'analyse des propos collectés sans citer ou identifier les répondants dans le texte de notre travail, et enfin, nous les avons informés qu'aucune participation volontaire dans cette recherche ne donne droit en n'aucune compensation tant en espèce qu'en nature qui leur était communiqué publiquement.

Il sied de préciser que les participants à la recherche avaient reçu les frais de transport ou de stationnement après l'entretien sans qu'ils le sachent au préalable.

CHAPITRE III :

PRESENTATION DES RESULTATS

Le présent chapitre est consacré à la présentation des résultats de l'étude. Il est divisé en deux grandes parties dont la première partie statue sur la présentation des variables socio-démographiques et la seconde présente les variables étudiées sur la gestion du temps.

III.1 Variables socio-démographiques des répondants

Les caractéristiques socio-démographiques de nos répondants sont décrites dans le tableau ci-dessous.

Tableau 5 : Répartition des enquêtés selon les tranches d'âge

Tranches d'âge	Fréquence	Pourcentage
20-27	1	0,9
28-35	18	16,1
36-43	13	11,6
44-51	61	54,5
52-59	9	8,0
60-67	7	6,3
68-75	3	2,7
Total	112	100,0

Source : Enquête sur terrain 2024.

Dans le tableau ci-haut, il ressort que les enquêtés se trouvant dans la tranche d'âge de 44-51ans étaient fortement représentés soit 54,5%, suivis des répondants de 28-35 ans avec un taux de 16,1 %, ensuite ceux de 36-43 ans soit 11,6 % , les enquêtés de 52-59 ans avec un pourcentage de 8 % et enfin les tranches d'âges faiblement représentées de 60-67 ans ; 68-75 ans et 20-27 ans avec respectivement de 6,3% ; 2,7 % et 0,9 %.

Figure 2 : Répartition des enquêtés selon le Sexe

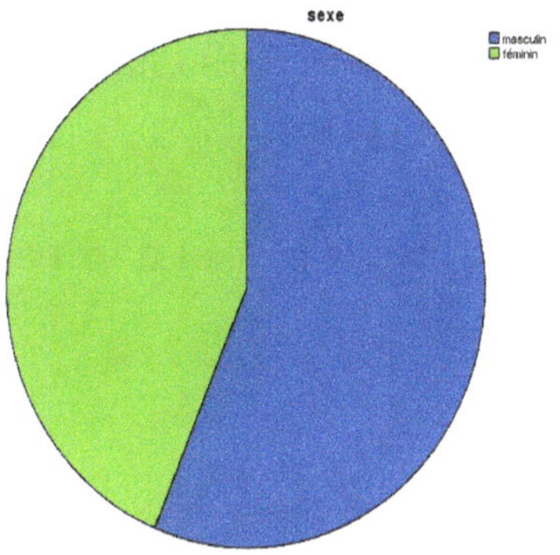

Source : enquête sur le terrain 2024

La figure ci-dessus nous renseigne que, le sexe masculin est le plus représenté soit 56% contre 44% du genre féminin. Ce qui explique que, dans la zone de santé de Kikwit sud, le sexe masculin occupe la première place en termes d'effectif ; et donc, donc la parité n'est pas vraiment respectée.

Figure 3 : Répartition des enquêtés selon l'état matrimonial

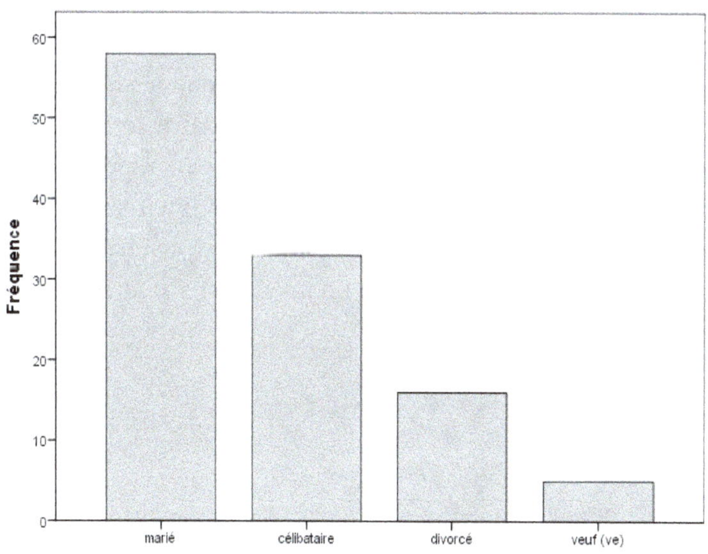

Source : enquête sur le terrain 2024.

Le figure ci-haut nous renseigne que, la grande partie des répondants soit 51,8% étaient mariés suivis des célibataires avec une valeur de 29,5%, les divorcés occupaient la troisième position et enfin un taux faiblement représenté était des veufs (veuves) soit 5/112 enquêtés.

Figure 4 : Répartition des enquêtés selon le niveau d'instruction

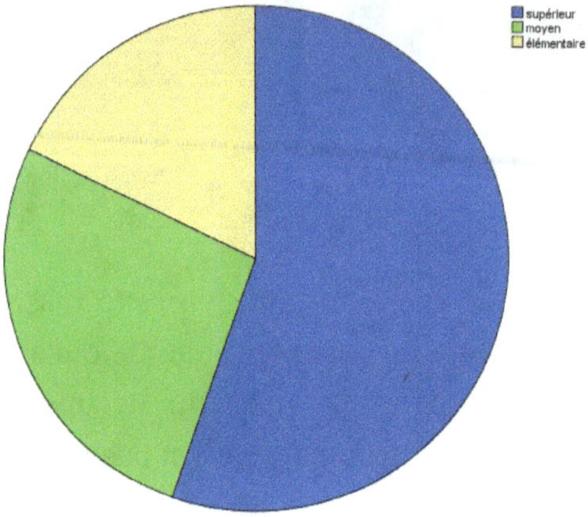

Source : enquête sur le terrain 2024.

A la lumière de graphique ci-dessus, il ressort que les répondants ayant un niveau d'instruction supérieur ou universitaire étaient fortement manifestés, suivis de ceux du niveau moyen par rapport aux autres catégories du personnel dans la zone de santé de Kikwit sud. Ces résultats voudraient dire dans le cadre notre étude que, la prise en charge des malades est assurée par les personnels formés à un niveau supérieur.

Tableau 6 : Répartition des répondants selon leurs profil professionnels

Profils des répondants	Fréquence	Pourcentage
Médecin	20	17,9
Infirmier	45	40,1
AG	10	8,9
Pharmacien	5	4,5
Laborantin	9	8,0
Sage-femme	23	20,5
Total	112	100,0

Source *:* Enquête sur terrain 2024.

Les informations présentées dans le tableau ci-dessus nous montrent que, 45 répondants soit 40,1% étaient des infirmiers ; 20,5% soit 23 répondants étaient des sages-femmes ; 17,9% des enquêtés des médecins ; 8,9% de ces répondants des AG ; 9 soit 8% des techniciens de laboratoire et enfin un taux faiblement représenté de 4,5% soit 5 répondants étaient des pharmaciens et/ou des préposés à la pharmacie. La justification de ces résultats est que, les milieux de soins étant des endroits sensibles et à haut, les gents qui y travaillent ont droit à des travaux rotatifs pour éviter des accidents du travail de manière permanente.

III.2 Variables étudiées dans le cadre de ce mémoire

Les variables étudiées dans le cadre de ce travail sont présentées dans les tableaux et figures suivants :

Tableau 7 : Opinions des répondants sur l'organisation du temps

Org. Du temps	Fréquence	Pourcentage
Selon vacations	50	44,6
Selon l'horaire	29	25,9
Ordinaire	33	29,5
Total	112	100,0

Source : enquête de terrain

Le tableau ci-haut nous renseigne que, 44,6% des enquêtés soutiennent que l'organisation du temps dans leurs services est structurée de manière rotative ; 29,5% soit 33 répondants disent que l'organisation du temps de travail se structure selon la loi en vigueur dans notre pays c'est-à-dire de 8h00' à 17h 00' et enfin un taux faiblement représenté de 25,9% disent que, l'organisation du temps de travail est répartie en termes de jours ou horaire de travail.

Tableau 8 : Opinions des répondants sur le temps d'arriver au service

	Frequency	Percent	Valid Percent	Cumulative Percent
Oui	89	79,5	79,5	79,5
Non	23	20,5	20,5	100,0
Tot al	112	100,0	100,0	

Source : auteurs

S'agissant des retards au service, le tableau ci-haut nous montre que 79,5% des enquêtés affirment que, les personnels de la zone de santé de Kikwit sud ne viennent au service qu'en retard contre 20,5% des enquêtés. Ils ajoutent que cet acte est posé de manière régulière contre 20,5% des enquêtés.

Figure 5 : Relative aux opinions des répondants sur le Temps disposer pour les tâches du service

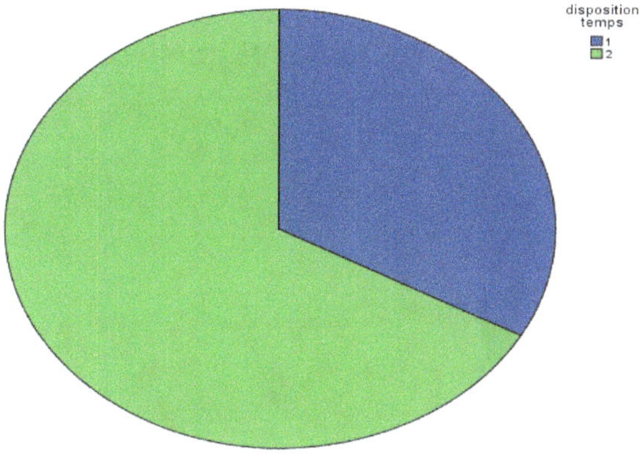

Enquête réalisée par nous même

Les informations fournies dans la figure ci-haut nous renseignent que, la majorité des enquêtés dans la zone de santé de Kikwit sud ne disposent pas le temps pour assurer les taches qui leur sont confiées dans le cadre de leur travail.

Tableau 9 : Relatif aux Opinions des enquêtés sur temps suffisant au service

	Frequency	Percent	Valid Percent	Cumulative Percent
Oui	54	48,2	48,2	48,2
Non	58	51,8	51,8	100,0
Total	112	100,0	100,0	

Source : auteurs

Dans le tableau ci-haut, il ressort que, 58 répondants soit 51,8% soutiennent que le personnel de la zone de santé de Kikwit sud ne consacre pas suffisamment du temps dans l'exécutions des tâches qui leurs sont confiées contre 48,2% de ces derniers.

Figure 6 : Relative aux opinions des enquêtés sur la qualité de service

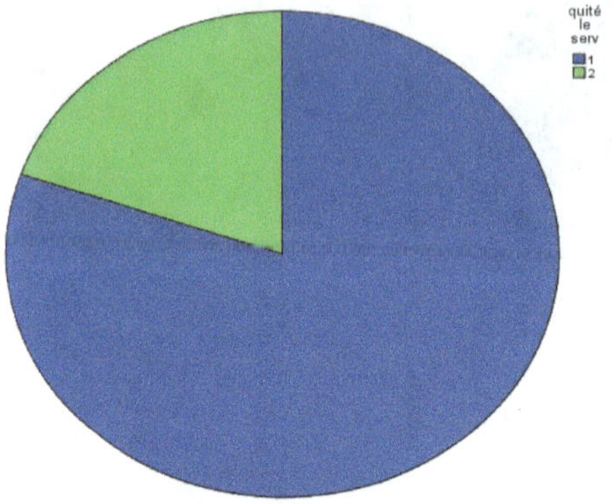

Source : résultats de terrain

À la lumière de cette image, La majorité des répondants de cette étude soutiennent que, une bonne gestion du temps augmente sensiblement la qualité de service offert à la population de la zone de santé de Kikwit sud et apporte de la performance aux personnels dans leur vie professionnelle que privée.

Figure 7 : Relative aux opinions des enquêtés sur le temps comme ressource à gérer

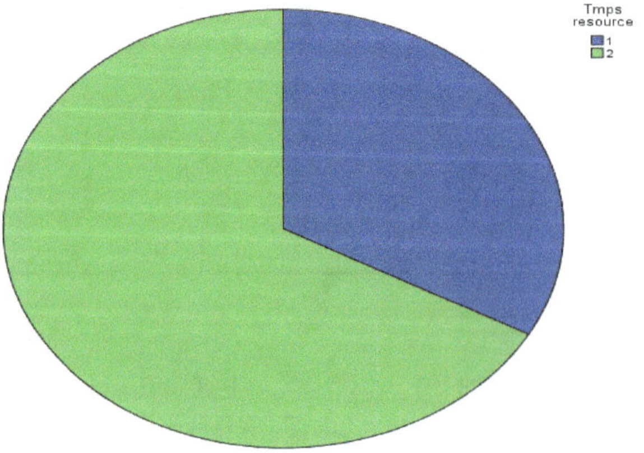

La figure ci-dessus nous renseigne que, la majorité de nos répondant connaissent le temps comme étant une ressource à gérer efficacement pour l'atteinte des objectifs fixés de l'organisation contre un nombre inférieur à la moyenne qui ne partage pas les opinions quant à ce.

Tableau 10 : Relatif aux opinions des enquêtés sur la durée de réunion

Durée réunion	Fréquence	Pourcentage
1h3O'	72	64,3
2h	40	35,7
Total	112	100,0

Source : enquête de terrain

A la lecture du tableau ci-haut, il ressort que 64,3% soit 72 répondants soutiennent que la durée que prend une réunion est d'une heure et 30 minutes contre 35,7% soit 40 enquêtés qui pensent le contraire.

Tableau 11 : Relatif aux opinions des répondants à l'utilisation de téléphone

Usage téléphone	Fréquence	Pourcentage
Oui	112	100,0
Non	00	00
Total	112	100,0

Source : enquête de terrain

Les informations présentées dans le tableau ci-dessus nous montrent que, 100% des enquêtés utilisent le téléphone pendant les heures de travail. Ce qui voudrait dire que, les agents font appel à une utilisation abusive de téléphone qui est un instrument rongeur du temps.

Tableau 12 : Relatif aux Opinions des enquêtés sur le suivi journalier du travail par les gestionnaires

	Frequency	Percent	Valid Percent	Cumulative Percent
Oui	9	8,0	8,0	8,0
Non	103	92,0	92,0	100,0
Total	112	100,0	100,0	

Source : auteurs

Dans le tableau ci-haut, il ressort que 92% des répondants affirment que les gestionnaires des structures sanitaires de la zone de santé de Kikwit sud ne disposent pas de temps pour faire le suivi journalier pour s'assurer de l'exécution correcte des tâches contre un taux faiblement représenté de 8% soit 9 répondants seulement.

Tableau 13 : Relatif aux outils mise en place pour la gestion du temps

Outil mise en place	**Fréquence**	**Pourcentage**
Plan d'action opérationnelle	21	18,8
Plan de travail	91	81,3
Total	112	100,0

Source : enquête sur terrain

Dans le tableau ci-haut, il ressort que le plan de travail était plus utilisé à une fréquence de 81,3 % que le plan d'action opérationnelle comme outil de la gestion du temps dans la Zone de Santé de Kikwit sud.

III.2.1 TEST DE CHI-DEUX DE PEARSON

	Valeur	Ddl	P 2
Test de chi-deux de Pearson	15,426[a]	5	,009
Probabilité	15,696	5	,008
Echantillon	112		

Source : auteurs

L'analyse de chi-deux comme un test qui permet de comparer deux distribution observée et théorique, cette analyse s'est réalisée sur base des valeurs lues dans la table (tabulaires) et les valeurs calculées du χ^2 au seuil de 10% (a= 0,01) dont le degré de liberté (ddl) = 5 à un test bilatéral. *La* valeur calculée a donné le résultat suivant : χ^2 cal = *15,426*. Après lecture de la table nous avons obtenu la valeur suivante : χ^2 *tab* = 15,086. La valeur calculée du χ^2 cal (*15,426*) étant supérieure (>) à celle du χ^2tab ou lu (15, 086). Ainsi, nous interprétons que, une gestion efficace de temps dans le milieu de santé influence significativement à la qualité de service rendue à la population par les professionnels de santé dans la Zone de Santé de Kikwit sud.

CHAPITRE IV :
DISCUSSIONS DES RÉSULTATS

Le quatrième et dernier chapitre de notre travail est entièrement consacré à la confrontation de nos résultats avec ceux des autres chercheurs,

Hormis les caractéristiques socio-démographiques, cette discussion portera sur les variables ou facteurs étudiés de cette étude.

IV.1 Résultats du profil des répondants

Les résultats de notre enquête révèlent que, des répondants qui avaient l'âge entre 44-51 ans étaient plus représentés à un taux de 54,5% de sexe masculin de 56% avec un niveau d'instruction supérieur à 51,8% ,et enfin, la profession infirmière était la plus représentée avec un taux de 40,1%.

Quant à la tranche d'âge des répondant, les résultats de notre étude sont en contradiction avec ceux de Addis BA et al (2023) où les auteurs soutiennent *que, la t*ranches d'âge de 25-29 *était la plus représentée avec le coefficient (AOR = 3,961, IC à 95 % : 1,068, 14,682) et 30-34 (AOR = 6,240, IC à* 95 % : 1,640, 23,749) ;

S'agissant du sexe des répondants, nos résultats sont d'accord avec ceux de Raj'a Nayef Zyoud1 (2023) où l'auteur soutient que les femmes obtenaient des scores légèrement inférieurs à ceux des hommes, coefficient = -2,36, p = 0,043.

IV.2 Résultats variables étudiées

IV.2.1 L'organisation de la gestion du temps

Les résultats dans le cadre de notre étude montrent que l'organisation du temps dans le milieu tenait compte de catégorie socio-professionnelle, c'est-à-dire, les infirmiers et techniciens de laboratoire étaient soumis en fonction des horaires rotatifs, les médecins et les agents d'hygiène étaient soumis en fonction des jours de travail et enfin, les administratifs et autres catégories etaient soumis à des horaires ordinaires comme tout autres agents de la fonction publique selon la loi en vigueur dans notre pays.

Ces résultats rejoignent ceux de Chaniel, M. G et al (2020) où les auteurs montrent que les répondants étaient satisfaits des politiques organisationnelles mise ne place dans la gestion du temps (AOR = 2,16 ; IC à 95 % : 1,02–4,68) et MUSHAGALUKA BIHEMBE D. et al (2021) où les auteurs soutiennent que dans tous les hôpitaux et Centres de santé en RDC

,les horaires de travail sont reparties en trois niveau notamment : Service ou niveau 1 : De 7h'30 à 14h00' (pour les pro-santé) et 15h30' pour les administratifs qui n'ont qu'un seul service par jour. - Service ou niveau 2 : De 14h00' à 18h30' ; c'est la permanence - Service ou niveau 3 : De 18h30' à 7h30'.

Les résultats présentés par Christophe Baret (2002) vont de pairs avec les nôtres dans la mesure où, les horaires de travail étaient organisés en trois équipes de manière cyclique ou rotative en raison de 8 heures par équipe.

IV.2.2 Les résultats sur la gestion du temps

Les principaux résultats de notre étude montrent que, la non flexibilité des horaires de travail, les arrivées tardives, manque de temps accordé au travail par le personnel, l'utilisation abusive de téléphone, manque de suivi régulier et enfin, manque de connaissance des enquêtés sur la gestion de temps comme ressource à gérer sont les facteurs ou variables qui ne permettent pas aux structures de la Zone de Santé d'assurer une gestion efficace et rationnelle de temps.

Nos résultats présentés ci-dessus divergent avec ceux Sisay Terefe et al (2023) où les auteurs montrent que, Les politiques organisationnelles, l'expérience antérieure de planification, la procrastination et l'évaluation des performances étaient tous des facteurs significativement associés à la pratique de gestion du temps.

Les résultats de Raj'a Nayef Zyoud1 (2023) partagent les mêmes avis avec les nôtres où l'auteur indique que, les infirmières des hôpitaux privés et publics avaient de moins bonnes compétences en gestion du temps avec une valeur coefficient = -12,27, $p < 0{,}001$.

Concernant l'usage de téléphone dans le cadre de ce travail, les résultats de cette recherche montrent que, la quasi-totalité des répondants utilisent abusivement le téléphone pendant les heures de service ce qui amène le personnel à une déconnexion voire aux distractions inutiles dans l'exercice de ses fonctions. Ces résultats partagent les mêmes avis avec ceux de MUSHAGALUKA BIHEMBE D. et al (2021 où les auteurs soutiennent que, l'utilisation des téléphones n'est pas réglementée auprès des salariés dans la majorité, ce sont les agents du service administratif des organisations.

Quant aux outils utilisés dans la gestion du temps, les résultats présentés dans le cadre de cette étude montrent que, le plan d'action opérationnel et le plan de travail sont les outils auxquels la Zone de Santé de Kikwit sud fait recours pour gérer de manière optimale le temps tenant compte des activités ou tâches que l'organisation est appelée à accomplir. Ces résultats rejoignent ceux de Véronique LACOMBE (2011) où l'auteur indique que, la liste des choses à faire, le carnet de notes et le tableau blanc sont les principaux outils auxquels les entreprises font recours pour la gestion efficace de temps.

Forces et limites de l'étude

- **Forces de l'étude**

La force de cette étude est justifiée par les faites que nous avons la première intention visant à :

- Organiser et gérer rationnellement le temps dans la Zone de Santé de Kikwit sud.
- Disponibiliser l'investigateur principal auprès des agents de Santé pour collecter les données en rapport avec la gestion de temps.

- **Limites ou faiblesses de l'étude**

Etant une étude menée dans une approche quantitative dans un niveau porté sur une seule Zone de Santé, la généralisation de ces résultats à d'autres Zone de Santé ne serait que tributaire de leur similitude avec le sujet étudié. Toutefois, les points à améliorer sont pratiquement les mêmes dans toutes les Zone de Santé sur la gestion du temps dans les structures de Santé.

Cette dernière est limitée dans le secteur de la Santé publique plus précisément en matière de l'organisation et gestion du temps dans les structures de Santé. Elle n'a pas tenu compte des aspects liés à la planification sur le processus de recrutement, de paiement, et autres activités liées à la gestion du temps. Le non-respect des rendez-vous, le choix d'une seule Zone de Santé voire la petitesse de l'échantillon et le manque ds moyens financiers sont d'autres limites rencontrées lors de l'élaboration de cette étude sur l'organisation et gestion du temps dans les structures de la Zone de Santé de Kikwit sud.

CONCLUSION

Nous voici arrivé au terme de notre travail ayant porté sur l'« organisation et gestion du temps dans les structures de la Zone de Santé de Kikwit sud » Ville de Kikwit province de Kwilu en République démocratique du Congo.

L'objectif poursuivi par cette recherche est celui d'organiser et gérer rationnellement le temps dans la Zone de Santé de Kikwit sud.

L'approche quantitative visée sur la méthode d'enquête par questionnaire nous a servi à collecter les informations en lien avec les variables du phénomène étudié dont le questionnaire était la technique de collecte appuyée par la technique documentaire et les observations non participantes.

La population cible de cette étude était constituée de tous les agents affectés étant en activité, c'est-à-dire toutes les catégories socio-professionnelles œuvrant dans la Zone de Santé de Kikwit sud. Nous avons fait recours à l'échantillonnage probabiliste de type élémentaire systématique où nous étions guidés par le principe de pas de sondage. Le questionnaire, cahier de notes, le téléphone nous ont permis comme outils (instruments) sur lesquels les informations ont été collectées et stockées. Les données ont été analysées par la méthode statistique à l'aide des logiciels notamment l'Excel pour encoder nos données et SPSS version 20 nous ont facilité pour les analyses *des* données *en vue* de présenter les valeurs de chaque variable étudiée dans le cadre de cette étude.

En effet, le profil de nos répondants nous montre que les résultats de notre enquête revelent que les répondants qui avaient l'âge entre 44-51 ans étaient plus représentés avec un taux de 54,5% de sexe masculin de 56% avec un niveau d'instruction supérieur à 51,8% et enfin, la profession infirmière était la plus représentée avec un taux de 40,1%.

Concernant l'organisation du temps dans le milieu de soins, nos résultats montrent que, l'organisation du temps dans les structures de santé tient compte des catégories socio-professionnelles, c'est-à-dire les infirmiers et techniciens de laboratoire étaient soumis en fonction des horaires rotatifs, les médecins et les agents d'hygiène étaient soumis en fonction des jours de travail et enfin, les administratifs et autres catégories etaint soumis à des horaires ordinaires comme tous les autres agents de la fonction publique selon la loi en vigueur dans notre pays.

S'agissant des principaux résultats liés à la gestion du temps, notre étude montre que, la non flexibilité des horaires de travail, les arrivées tardives, manque de temps accordé au travail par le personnel, l'utilisation abusive de téléphone, le manque de suivi régulier et enfin, le manque de connaissance des enquêtés sur la gestion de temps comme une ressource à gérer sont les facteurs ou variables qui ne permettent pas aux structures de cette Zone de Santé d'assurer une saine gestion de temps avec efficacité et la qualité de recommandée du travail.

Outre les résultats globaux présentés ci-dessus, les résultats spécifiques de cette étude sont notamment : la quasi-totalité des répondants utilisent abusivement le téléphone pendant les heures de service ce qui amène le personnel à une déconnexion voire aux distractions inutiles dans l'exercice de ses fonctions, le plan d'action opérationnel et le plan de travail sont les outils auxquels la Zone de Santé de Kikwit sud fait recours pour gérer de manière optimale le temps tenant compte des activités ou tâches que l'organisation est appelée à accomplir.

Eu égard aux résultats auxquels nous avons abouti dans le cadre de ce travail, nous confirmons nos hypothèses du départ.

SUGGESTIONS

Au regard des résultats de notre étude sur l'organisation et gestion du temps dans les structures de santé dans la Zone de Santé de Kikwit Sud, nous proposons plusieurs de suggestions à appliquer aux dirigeants du bureau central de la Zone de Santé et aux managers des structures qui composent la Zone de Santé de Kikwit Sud. Les propositions d'amélioration ont été élaborées en concertation avec une équipe de gestionnaires de terrains par échanges directs ainsi qu'avec le membres de l'équipe d'encadrement de la manière suivante :

Aux dirigeants du bureau central de la Zone de Santé de Kikwit Sud :

- ✓D'organiser à l'intention de tous les responsables les ateliers de formation continue aux moyens des séminaires et conférences en vue de renforcer les capacités des agents sur la gestion du temps, le monitorage afin d'améliorer la gestion du temps au quotidien ;
- ✓La description des activités à réaliser sur base d'une liste des choses ou tâches à exécuter ;
- ✓Visualiser le plan d'action opérationnel et le plan de travail pour permettre aux professionnels de bien les exécuter en temps opportun ;
- ✓Améliorer la qualité de supervision en temps prévu selon l'esprit du plan d'action opérationnel des activités dans la Zone.

Aux managers des structures de Santé à la base :

- ✓Tracer un plan d'action opérationnel des activités ;
- ✓Dresser un chronogramme des activités de manière hebdomadaire ;
- ✓Programmer et afficher les responsables qui vont exécuter ses activités au minimum 72 heures avant pour permettre aux personnes désignées la tâche de les réaliser avec succès ;
- ✓Prioriser les activités en fonction de leurs caractères d'urgence les d'éviter de confondre les tâches urgentes avec les priorités puisqu'elles requièrent une intervention immédiate ;

✓Faire appliquer un horaire flexible de travail afin de permettre aux agents de travailler avec efficacité tout en se conformant aux prescrits de notre pays en la matière

✓Les réunions ne doivent pas excéder 4 points à l'ordre du jours.

✓Mise en pratique des approches de la gestion du temps pour une bonne maîtrise (la délégation de pouvoir) ;

✓Usage des outils de la gestion du temps tels qu'énumérés précédemment par les managers pour une planification journalière ;

✓Le temps étant une ressource, les managers doivent le gérer avec rationalité ;

✓Application des textes légaux qui prévoient un horaire de travail bien précis.

De manière pratique, retenir 3 à 4 points à l'ordre du jour pour une réunion qui peut durer une heure ou une heure trente.

En rapport avec les réunions, 1 à 2 réunions paraissent abordables par semaine, tout en limitant le nombre de participants et choisir une personne qui doit faire office de Maitre de Cérémonie ;

Mettre à profit les 8 heures de travail et non les 8 heures au travail, dont la grande partie du temps est passé à d'autres activités différentes de celles liées à la profession.

Que les managers utilisent le téléphone rationnellement pendant les heures de travail, les appels doivent être programmé et limité.

RÉFÉRENCES BIBLIOGRAPHIQUES

Aduke, A. F. (2015). Time Management and Students Academic Performance in H L'objectif de cette étude est d'analyser l'efficacité, l'accessibilité, l'équité et la qualité de soins de santé prodigué à la population entre autre amélioration. igher Institutions, Nigeria—A Case Study of Ekiti State. *International Research in Education, 3*(2), Article 2. https://doi.org/10.5296/ire.v3i2.7126

Ananti, Mathias O.Dike, Ego E. (2019). Time Management : An Antidote for Efficient Service Delivery in Public Organizations in Nigeria. A Study of Anambra State Local Government. *AFRREV, 13*(3).

Bernard et Geneviève Pierre, Dictionnaire pour les régions Tropicales, Kangu-Mayombe. éd. BERPS, RDC, 2002, 871 pages ;

Baret Christophe (2002) le temps de travail sous tension. Une comparaison Belgique, Italie, France, Grande-Bretagne, Pays-Bas et Suède. In: Sciences sociales et santé. Volume 20, n°3, pp. 75-107 doi : https://doi.org/10.3406/sosan.2002.1561

Chanie MG, Amsalu ET, Ewunetie GE (2020) Assessment of time management practice and associated factors among primary hospitals employees in north Gondar, northwest Ethiopia. PLoS ONE 15(1): e0227989. https://doi.org/10.1371/journal.pone.0227989

CHATI, A. & MOTII, N. (2017). Les effets du bien-être au travail sur la performance des chercheurs. *Revue internationale d'innovation appliquée, 20*(3), 937-948.

Chaturvedi, A. (2016). Impact de la gestion du temps sur la croissance académique des étudiants dans les universités, Nigéria. *Intl J. Engg. Sci. Adv Research, 2*(4), 7-9.

Comtois, René-Louis. (2006) Gérer efficacement son temps, Coll. « Collection Affaires », no 1990. Montréal: Les Éditions Quebecor, 239 p

DeGarie, Danielle. 1998. La Gestion du temps, Une méthode progressive pour garder le cap et s'adapter aux changements. Saint-Hubert (Qué.) : Les éditions Un monde différent Itée, 173 p.

Fatile, J. O. & Boniface, O. H. (2017). La gestion du temps comme outil de survie organisationnelle dans le secteur public : Une étude du centre de formation au leadership citoyen, Apapa Lagos. *Revue internationale de recherche innovante en sciences sociales et techniques de gestion stratégique, 4*(1), 59-76.

Gleeson, Kerry. 2009. Mieux s'organiser pour gagner du temps: Un programme d'efficacité personnalisé pour ne plus vous sentir débordé et reprendre le contrôle de votre emploi du temps, 5e éd. Paris: Maxima, 325 p

Guilloux, Christine, Joël F. Nérot. 1991. Le guide pratique de la gestion du temps, Planif Action. Paris : Les Éditions d'Organisation, 180 p.

Jabeen, S., Sheraz, F., Haider, S., Iqbal, S., Jahan, S., Tehseen, S., & Hussaini, T. (2021). Le lien entre la perturbation mondiale due au covid-19 et la performance du projet de construction. *Management Science Letters*, *11*(6), 1871-1880.

FAYOL Henri, **Administration Industrielle**, 2ème, éd. Paris, 1975 ; 100 pages

Hermann CAKPO, Chronique de gestion de temps, éd. Labrière, Paris, 2012, 86 pages.

JACQUES et Cie, **Gestion des ressources humaines**, éd. Paris, 2000 ; 50 pages

Khanam, N., Sahu, T., Rao, E., Kar, S., & Quazi, S. Z. (2017). Une étude sur la gestion du temps des étudiants universitaires et la réussite scolaire. *Revue internationale de médecine communautaire et de santé publique*, *4*(12), 4761-4765.

LOMPEMPE, B. G., DINSODI, M. R., BOUMO, A. B., BOONGO, E. J. (2024). Perception des personnels de santé sur le climat social et son impact à la performance individuelle à l'hôpital général de référence de Wangata. *Revue Internationale des Sciences de Gestion*, *7*(2), 427-445. https://doi.org/10.5281/zenodo.11075663

LAINE, Sylvie. 2004 p24, la gestion du temps au bureau. Moins de stress – une meilleure communication, faire ce qu'il faut. 3e éd. New York : Masson, 214 pages;

Latrobe, Daniel. 2003. Gérer efficacement son temps et ses priorités : Une logique du plaisir, 3e éd. Coll. « Formation Permanente », no 139. Paris : ESF éditeur, 206 pages.

Maduabum, C. P. & Gayya, C. V. (2004). *Introduction au comportement organisationnel, Lagos : Concept Publications Limited.*

Ojo L.B & Olaniyan, D. A. (2008). Gestion efficace du temps dans l'organisation : Une panacée ou un placebo. *Revue européenne de recherche scientifique*, *24*(1), 127-133.

MUSHAGALUSA BIHEMBE D. & Al. (2021), «Analyse critique de l'usage du téléphone cellulaire face au temps de travail en milieu professionnel chez le personnel de santé», Revue Française d'Economie et de Gestion « Volume 2 : numéro 3 » pp : 93 – 111.

Osawe, C. O. (2017). Time management : An imperative factor to effective service delivery in the Nigeria public service. *International Journal of Development and Management Review*, *12*(1).

Paul N'DA (2015) recherche et méthodologie en science sociales et humaines, réussir sa thèse, son mémoire et son article. Harmattan, paris http:// www.harmattan.fr

Raj'a Nayef Zyoud1(2023) Factors influencing time management skills among nurses in North West Bank, Palestine, Zyoud *BMC Nursing* vol 22 N° 386

https://doi.org/10.1186/s12912-023-01560-x

Rose MARY MC MAHON & All. Si vous êtes chargé de… Guide de gestion à l'usage des responsables des soins de santé primaire au niveau intermédiaire (2è Edition, Genève OMS, 1993), 185 pages

Seiwert, Lothar 1. 1991. Du temps pour l'essentiel : Vous déterminez ainsi votre réussite par une planification conséquente du temps et une méthode de travail efficace. Trad. de l'allemand par l'équipe de TÉLÉ-TRADUCTION. Préf. de Klaus-Jochen Schaeffer. Paris: Les Éditions d'Organisation, 334 p.

Sisay Terefe1, Lake Yazachew1, Desale Bihonegn Asmamaw2, Tadele Biresaw Belachew1, Amsalu Feleke1, Tesfahun Zemene Tafere1, Ali Yimer3 and Wubshet Debebe Negash1 (2023) : Time management practice and associated factors among employees working in public health centers, Northwest Ethiopia: a mixed method study *BMC Health Services Research* (2023) 23:1145 https://doi.org/10.1186/s12913-023-10004-w

Stephen R. COVEY, **Economie de gestion des ressources**, éd. PUF, 2010, 48 pages

Taylor, F. W. (1947). *Gestion scientifique, New York : Harper et Row.*

Udoh, U. I., Ufuoma, E., & Ogueri, E. (2023). Time management as determinant for job performance of library staff in some selected university libraries in South-South, Nigeria. *International Journal of Applied Technologies in Library and Information Management*, *9*(1).

Véronique LACOMBE (2011) Analyse de l'organisation et de la gestion du temps des gestionnaires à travers les tâches et les activités : une étude de terrain d'un centre hospitalier. Mémoire de Maitrise en administration des affaires

www.ingramcontent.com/pod-product-compliance
Lightning Source LLC
LaVergne TN
LVHW022312200926
848481LV00004B/1300
9798899662997